治療効果をあげるための
自動的・他動的ストレッチ

THERAPEUTIC STRETCHING

監修 佐藤 成登志

著者 ジェーン・ジョンソン
Jane Johnson

翻訳 藤田 真樹子

Therapeutic stretching / Jane Johnson.
ISBN 978-1-4504-1275-9
I. Title. II Series: Hands-on guides for therapists.

Copyright © 2012 by Jane Johnson

This book is copyrighted under the Berne Convention.
All rights reserved. Except for use in a review, the reproduction or utilization of this work in any form or by any electronic, mechanical, or other means, now known or hereafter invented, including xerography, photocopying, and recording, and in any information storage and retrieval system, is forbidden without the written permission of the publisher.

Note: Permission to reproduce the following material is granted to instructors and agencies who have purchased Therapeutic Stretching: p.39. The reproduction of other parts of this book is expressly forbidden by the above copyright notice. Persons or agencies who have not purchased Therapeutic Stretching may not reproduce any material.

Acquisitions Editors: Loarn D. Robertson, PhD, and Karalynn Thomson; Developmental Editor: Amanda S. Ewing; Assistant Editors: Kali Cox and Derek Campbell; Copyeditor: Patricia L. MacDonald; Graphic Designer: Nancy Rasmus; Graphic Artist: Dawn Sills; Cover Designer: Keith Blomberg; Photographer (cover): Neil Bernstein; Photographer (interior): Neil Bernstein; Photo Asset Manager: Laura Fitch; Visual Production Assistant: Joyce Brumfield; Photo Production Manager: Jason Allen; Art Manager: Kelly Hendren; Associate Art Manager: Alan L. Wilborn; Illustrations: © Human Kinetics

Human Kinetics
Website: www.HumanKinetics.com

監修者序文

筋骨格症状に応じた正しいストレッチ

　ストレッチは、医療関連施設、スポーツ関連施設や健康増進関係施設など、幅広い場面で多くの関連する方々が行っている。しかしながら、なんとなく行っている場面が多く、効果もまちまちである。特に関節や筋肉に痛みのあるケースでは、ストレッチのやり方によって、痛みが増し関節可動域が減少する場合もある。つまり、関節や筋肉の状態を無視してストレッチを行っても効果が期待できないばかりか逆効果になるわけである。これからは、筋骨格症状に応じて安全で治療効果をあげることができるストレッチ方法が求められる。

　本書の大きな特徴は、筋骨格症状に応じたストレッチを具体的に紹介している点である。下肢、上肢、体幹の各関節における自動的ストレッチと他動的ストレッチを実際の写真で示しながら分かり易く説明している。本書は4つのパートに分かれている。パートⅠでは、ストレッチの始め方や準備について説明している。治療のためのストレッチの必要性、ストレッチの難しさについて解説している。さらに、筋骨格損傷後のストレッチの根拠について述べ、具体的なストレッチ方法を紹介している。パートⅡでは、他動的ストレッチ、自動的ストレッチ、筋エネルギーテクニックや軟部組織リリースなどの最新のストレッチの違いに関して、特徴別に説明している。パートⅢは、本書の最も核となるところで、ストレッチの治療効果が期待できる具体的な筋骨格症状を提示している。各関節における代表的な筋骨格症状に対する他動的ストレッチと患者（対象者）が自宅でできる自動的ストレッチを紹介している。パートⅣでは、腹臥位、背臥位、座位などの肢位別でのストレッチを紹介している。

　以上より本書は、理学療法士、作業療法士、柔道整復師、鍼灸師、マッサージ師、整体師などの医療関連職種およびスポーツやフィットネスの専門家のみでなく、ストレッチを実施する全ての方にとって実践的であり有益なもとであると考えられる。翻訳は、原文に忠実に行われ、分かりやすい文章で表現しているので、大変読みやすくなっている。

　最後に、この本によって多くの読者の治療効果がさらに上がることを期待したい。

佐藤　成登志

目次

監修者序文 ■ iii

安全かつ効果的に治療するストレッチ ■ vii

パート1　治療のためのストレッチを始めるにあたって

1 治療のためのストレッチの概要 3

- 治療のためのストレッチとは何か　3 ■ 治療のためのストレッチに必要なこと　3
- なぜストレッチを治療に組み入れる必要があるのか　4
- 本書で扱う筋骨格症状の概要　4 ■ なぜ人はストレッチをするのか　9
- ストレッチのプロトコルを作成する難しさ　10
- 筋骨格損傷後のストレッチを行う根拠　11 ■ 基本的な安全性の指針　11
- 終わりに　16 ■ 問題　17

2 ストレッチの準備 19

- ステップ1：患者の評価　19 ■ ステップ2：治療目的の特定　20
- ステップ3：ストレッチ方法の選択　20 ■ ステップ4：ストレッチ目標の設定　20
- ステップ5：禁忌の検討　22 ■ ステップ6：ストレッチ環境の検討　26
- ステップ7：測定方法の選択　27 ■ ステップ8：ストレッチ・プランの策定　28
- ステップ9：ストレッチの実施　30 ■ ステップ10：所見の再評価と文書化　30
- 終わりに　31 ■ 問題　31

パート2　ストレッチの方法

3 自動的ストレッチと他動的ストレッチ 35

- 自動的ストレッチと他動的ストレッチの定義、長所および短所　35
- 自動的ストレッチ・プログラム実施の指針　38
- 他動的ストレッチの適用の指針　40 ■ 終わりに　41 ■ 問題　41

4 最新のストレッチ 43

- 筋エネルギー・テクニック（MET）　43 ■ 軟部組織リリース（STR）　46
- 終わりに　48 ■ 問題　48

目次

パート3　ストレッチの実践

5　下肢のストレッチ … 51

- **足部と足関節**　54
  足関節捻挫／アキレス腱障害／足関節骨折／足関節硬直／足底筋膜炎／ふくらはぎの筋挫傷
- **膝関節と下腿部**　64
  シンスプリント／ふくらはぎの筋の張り／ふくらはぎの筋痙攣／膝関節の骨関節炎／膝関節手術後
- **股関節と大腿部**　69
  ハムストリングスの筋挫傷／ハムストリングスの張り／ハムストリングスの痙攣／鼠径部挫傷／内転筋の張り／大腿四頭筋の張り／股関節屈筋の張り／腸脛靭帯摩擦症候群(ランナー膝)／梨状筋症候群／遅発性筋肉痛
- **問題**　86

6　上肢のストレッチ … 87

- **肩**　89
  癒着性関節炎(凍結肩)／肩関節硬直／上腕骨内転筋の短縮／ローテーターカフの筋挫傷／棘上筋腱炎／乳房切除術後
- **肘関節**　102
  外側上顆炎(テニス肘)／内側上顆炎(ゴルフ肘)／肘関節硬直
- **手関節、手、指**　106
  手関節捻挫／手関節と指の硬直／手根管症候群
- **問題**　110

7　体幹のストレッチ … 111

- **頭部と頸部**　113
  鞭打ち症／痙性斜頸(斜頸)／頸部硬直／頸筋の緊張
- **体幹**　121
  脊柱後弯症／腰の筋挫傷／腰椎の硬直／椎間板ヘルニア
- **問題**　134

目次

パート4　ストレッチの手順

8 腹臥位のストレッチ手順 ... 137
- **下肢　138**
  ふくらはぎのストレッチ／大腿四頭筋のストレッチ／ヒラメ筋のストレッチ／大腿直筋のストレッチ
- **上肢　140**
  肩の牽引／棘上筋のストレッチ

9 背臥位のストレッチ手順 ... 141
- **下肢　142**
  ふくらはぎのストレッチ／足の屈筋のストレッチ／前脛骨筋のストレッチ／足関節の牽引／前脛骨筋へのSTR／膝関節の他動的な屈曲および伸展／膝を伸展したハムストリングスの他動的ストレッチ／膝関節を屈曲した内転筋ストレッチ／足を伸展した内転筋ストレッチ／大腿四頭筋のストレッチ／股関節屈筋のストレッチ／臀筋のストレッチ
- **上肢　148**
  優しい肩の牽引／頸部を側屈した優しい肩の牽引／屈曲した肩の牽引／肩前部のストレッチ／内旋筋のストレッチ／肘関節の他動的な屈曲（および伸展）／手関節の屈曲（および伸展）／優しい尺側（および橈側）偏位／優しい手関節の牽引／手掌面のストレッチ／指のストレッチ
- **体幹　152**
  優しい頸部ストレッチ／後頭下筋のストレッチ／優しいタオルストレッチ／片側の僧帽筋ストレッチ／両側の僧帽筋ストレッチ／両側の胸筋ストレッチ／片側の胸筋ストレッチ／他動的な腰部屈曲／片側の下肢牽引／他動的な後方骨盤傾斜／腰方形筋の他動的ストレッチ

10 座位のストレッチ手順 ... 157
- **下肢　158**
  足部と足関節のストレッチ／膝と大腿部のストレッチ
- **上肢　159**
  優しい肩の牽引／肩の内旋筋のストレッチ／優しい肘のストレッチ／優しい手関節屈曲／優しい手関節伸展／尺側（橈側）偏位／優しい手関節の牽引／指屈筋のストレッチ／手掌のストレッチ
- **体幹　162**
  優しい頸部ストレッチ／僧帽筋へのSTR／肩甲挙筋へのSTR／座位での胸筋ストレッチ
- **自己への質問　164**

問題の解答 ■ 165

著者・監修者紹介 ■ 167

安全かつ効果的に治療するストレッチ

　私たちの多くは、療法士およびフィットネスの専門家として、患者の足関節の捻挫、ふくらはぎの肉離れ、テニス肘などの筋骨格損傷の回復に努めている。我々は、ハムストリングスの張りや頸部硬直、腰痛などの形で筋緊張を患う患者を救っている。これらの症状については、マッサージなどの方法に加え、ストレッチが治療の方法の1つとして推奨されることが多い。本書は、一般的に多くみられる筋骨格症状のリハビリテーションにおいて患者を安全かつ効果的に治療する、様々なストレッチを紹介する。

　マッサージ、理学療法またはフィットネス・トレーニングの一環として、患者またはクライアントに安全なストレッチを施せることは有用なスキルである。また、損傷からのリハビリテーションの一環として、患者が自宅でできるストレッチをアドバイスしたり、あるいは、患者の筋痛や関節硬直の管理を手助けしたりすることも有用である。さらに、標準的なストレッチの修正は、損傷後の人を治療する場合や高齢者などの特殊集団を治療する場合などに欠かせない。本ガイドは、患者に最適の肢位を取らせる方法や、筋骨格に問題のある患者にストレッチを適用する際の手を使った保持の仕方を紹介し、確実かつ適切な方法での他動的ストレッチの適用に役立つ。視覚的に理解しやすいよう全体に写真を配し、他動的ストレッチの経験がない場合でも試すことができる。

　本書は、4つのパートに分けられている。パートⅠでは、ストレッチの始め方および準備について説明する。治療のためのストレッチがなぜ必要なのか、および、ストレッチの方針を策定することの難しさについての考察をうながす。筋骨格損傷後のストレッチの根拠について基本的な安全性の指針とともに概要を述べ、さらに、本書でストレッチを紹介する、ストレッチで扱われる筋骨格症状の一覧を掲載する。本パートには、ストレッチ・プログラムを準備するための10のステップも掲載する。

　パートⅡでは、他動的ストレッチ、自動的ストレッチ、および、筋エネルギー・テクニック（MET）や軟部組織リリース（STR）などの最新のストレッチの違いについて学ぶ。各ストレッチの長所と短所を、適用のしやすさ、用いる身体部位、最も適した筋骨格損傷の種類の観点から説明する。

　パートⅢは本書の核となるパートであり、3章に分けられる。各章で、各身体セクションおよびリハビリテーション・ストレッチに適した筋骨格症状に焦点を当てる。下肢に関する第5章では、足部と足関節、膝関節と脚、股関節と大腿部を取り上げ、足関節の捻挫、シンスプリントおよびランナー膝などの症状に対するストレッチ、並びに、ふくらはぎまたはハムストリングスの張りを訴える患者の治療について紹介する。第6章では上肢、すなわち、肩、肘関節、手関節、手および指について取り上げる。本章では、癒着性関節炎、外側上顆炎および手関節強直などの症状のある患者に役立つ情報を提供する。

第7章は背部と頸部に関するストレッチに焦点を当て、後弯姿勢の患者や腰痛または頸部硬直の患者の治療、または、鞭打ち症からの回復に適したストレッチについてのアドバイスを掲載する。

　パートⅢの各章には自動的ストレッチと他動的ストレッチの両方が含まれているが、主に他動的ストレッチに焦点を当てている（患者が治療台に座るかまたは寝そべった状態で、スポーツ・マッサージ師、スポーツ・リハビリ療法士、理学療法士またはオステオパスによって安全に実施できるストレッチ）。自動的ストレッチは、患者が自宅で使用するためのストレッチ・プログラムを作成するために選択できるよう掲載した。

　パートⅣは、パートⅢから抜粋したストレッチを日常的な形態で示す。ここでは、腹臥位、背臥位および座位で一連のストレッチが実施できるよう、前章の図を分かりやすく配した。本パートは、患者をある肢位から別の肢位に変える必要なく、正しく確実にストレッチを適用できるために役立つ。大半の章の終わりに掲載した「質問」で、提供した情報の重点を把握できる。

　すべての人、すべての時に当てはめることはできず、また、あらゆる種類の患者に適するすべての肢位でのすべてのストレッチを掲載することやあらゆる筋骨格症状を扱うことは書籍のボリューム上不可能であり、私はそのことを重々承知の上で本書の執筆を始めた。しかし、掲載したストレッチが多くの読者に役立てられることを願っている。私は、理学療法士として、および、マッサージ師として、経験上特に有用であったストレッチを掲載した。これらの情報を同僚の方々と共有していただければ幸いである。

パート 1

治療のためのストレッチを始めるにあたって

　ストレッチを治療に取り入れる方法を知りたい、あるいは、自宅でできる安全なストレッチを患者に紹介したい場合、始めるのに役立つすべての情報をパート1の2つの章で得ることができる。第1章では、ストレッチが用いられる理由を挙げ、治療のためのストレッチがどのように特別なのかを説明する。また、本書の後の章で紹介するストレッチを必要とする病状（肩関節硬直、足関節捻挫、腰椎の硬直など）と、これらのストレッチが提案される理由について挙げる。筋骨格症状を有する患者を治療するときに安全にストレッチを適用できるための指針も紹介する。

　第2章では、ストレッチ・プログラムの計画、実施およびレビューの方法を決定する上で役立つ10の簡単なステップを提示する。患者に設定したい目標の例、様々な環境においてストレッチを提供する長所と短所、および、ストレッチ・プログラムの効果を評価する方法について述べる。同章では、高齢者、妊婦、アスリートという特殊な禁忌を要する患者群を施術するときの、治療のためのストレッチの使用に関する情報も記載する。

　各章の最後に、5題の問いをのせる。本書を読み進めながら記憶すべき内容を確認したい場合に便利である。

治療のための
ストレッチの概要

　本書では、治療のためのストレッチについて、治療のためのストレッチを用いる根拠、なぜ患者への適用が検討されるのかについて説明する。本書の後の章で紹介するストレッチを適用する筋骨格損傷および症状の概要を、各症状の簡潔な説明と併せて記す。なぜ人がストレッチをするのかについてのセクションは、一般的に多くみられる筋骨格症状を持つ患者のリハビリテーションおよび治療のためのストレッチの指針を作成することの難しさについての考察へと続く。本章はまた、本書で取り上げる各筋骨格症状（捻挫、挫傷、関節硬直）に関する一般的なストレッチの推奨も掲載する。

治療のためのストレッチとは何か

　本書において、「治療のためのストレッチ（セラピューティック・ストレッチ）」という言葉は、身体的または心理的な健康の改善を促進することを意図して実施されるあらゆるストレッチを意味する。すべての形態のストレッチが治療のために行われるわけではない。違いは、ストレッチを実施または評価する人の意図にある。我々は、ストレッチを単に運動の前後に行う習慣的なものとして用いることだけでなく、特定の治療的な結果をもたらす手段として推奨している。治療のためのストレッチにおいては、適切なストレッチが特定され、必要に応じて修正され、適切に計画および実施され、その効果が監視される。

治療のためのストレッチに必要なこと

　ストレッチに関する書籍によくみられる1つの欠点は、ストレッチの対象となる人が難しい肢位を取れるほど十分な体力を有し健康であることが前提とされていることである。フィットネスウェアを着て、ハムストリングスのストレッチを行っている人の姿を思い浮かべてみてほしい。その人は片脚で立ちもう片方の足を門柱や公園のベンチにのせ、反対側の腕をその足のつま先に伸ばしている。この肢位を取るには、真っ直ぐに伸ばした足を90度以上挙げられるだけでなく、バランスを保ちながら支持している方の脚で全体重を支えられることが必要である。高齢者を虚弱で身体能力が低いものと決めつけ

るべきではないが、そのような肢位でハムストリングスのストレッチを行える高齢者はごく一部であると言ってもいいだろう。大半の高齢者は下肢の筋力が低下し、関節が硬直しており、バランス感覚が損なわれている場合が多い。また、膝関節、足関節または足部の損傷から回復中の人であるかもしれない。従って、こうした患者群においては立位でのハムストリングスのストレッチは最適ではなく、代わりの方法が必要となる。

　我々療法士はいかにして、高齢者や患者の筋骨格症状のリハビリテーションにストレッチの効能を取り入れることができるのか。その答えは、ストレッチを修正できる能力にかかっている。理学療法士、スポーツ療法士およびフィットネスの専門家は通常、個々に合わせたエクササイズ・プログラムをデザインする。同様に、我々は高齢者や筋骨格症状から回復中の人々にとって有効かつ安全な方法で適用できるよう、ストレッチを特定および修正することが必要である。治療のためのストレッチの概念を受け入れることが必要である。

なぜストレッチを治療に組み入れる必要があるのか

　氷(寒冷療法)、固定、認知行動療法(CBT)、徒手リンパドレナージまたはバランス・トレーニングはただやみくもに治療に取り入れられるのではない。他のあらゆる治療的介入と同様、これらは特定の治療結果をもたらすという信念に基づき療法士によって選択される。ストレッチは、安静、エクササイズ、マッサージおよび超音波と同様、治療的介入である。ストレッチを治療に取り入れるか否かは、その目的によって異なる。ストレッチが適切となりうる目的については、9ページと20ページを参照されたい。

本書で扱う筋骨格症状の概要

　本書は、マッサージ師のためだけのものではない。ある場合は(病院ではなく)個人の医院で、ある場合はアスリートや高齢者などの特定の患者群を治療するために、あらゆる読者があらゆる対象者にマッサージを行うことが想定される。かなり多くの人が筋、腱、靭帯およびそれらに関連する軟部組織(皮膚、結合組織、一部の神経および血管構造)に有害な変化をもたらす症状に苦しみ、遅かれ早かれ、大半のマッサージ師が患者をこれらの症状(足関節の捻挫、ハムストリングスの断裂、頸部硬直など)のうちの1つから回復させるための治療を行う。本書で扱う病状は、症状の分類(挫傷、捻挫、関節硬直など)によってグループ分けした。ストレッチの方法を知りたい症状を示す補足の「筋骨格症状一覧」に記載したページを参照するか、あるいは、下肢(第5章)、上肢(第6章)および体幹(第7章)に影響を及ぼすこれらの症状について、各章を直接参照されたい。

　12ページの表1.1に掲載したストレッチ推奨と根拠を理解するため、各症状を簡単に確認しておくとよい。

筋骨格症状一覧

捻挫
- 足関節捻挫　54ページ
- 手関節捻挫　106ページ

挫傷
- ふくらはぎの筋挫傷　63ページ
- ハムストリングスの筋挫傷　69ページ
- 鼠径部挫傷　75ページ
- ローテーターカフの筋挫傷　97ページ
- 腰の筋挫傷　125ページ

痙攣
- ふくらはぎの筋痙攣　66ページ
- ハムストリングの痙攣　73ページ
- 痙性斜頸　115ページ

筋硬直
- ふくらはぎの筋の張り　65ページ
- ハムストリングスの張り　70ページ
- 内転筋の張り　76ページ
- 大腿四頭筋の張り　78ページ
- 股関節屈筋の張り　80ページ
- 肩関節筋の張り（癒着性関節炎を参照）89ページ
- 頸筋の筋張　120ページ
- 胸筋の張り（脊柱後弯症を参照）121ページ

関節硬直
- 足関節硬直　59ページ
- 肩関節硬直　92ページ
- 肘関節硬直　104ページ
- 手関節と指の硬直　107ページ
- 頸部硬直　116ページ

（続き）
- 胸部（脊柱後弯症を参照）121ページ
- 腰椎の硬直　131ページ

腱の問題
- アキレス腱障害　56ページ
- 棘上筋腱炎　99ページ
- 外側上顆炎（テニス肘）　102ページ
- 内側上顆炎（ゴルフ肘）　103ページ

筋膜構造
- 足底筋膜炎　62ページ
- 腸脛靱帯摩擦症候群（ランナー膝）82ページ

神経圧迫
- 梨状筋症候群　83ページ
- 手根管症候群　109ページ

手術後
- 膝関節手術後　68ページ
- 乳房切除術後　101ページ

他の病状
- 足関節骨折　58ページ
- シンスプリント　64ページ
- 膝関節の骨関節炎　66ページ
- 遅発性筋肉痛　85ページ
- 癒着性関節炎（凍結肩）89ページ
- 上腕骨内転筋の短縮　95ページ
- 鞭打ち症　113ページ
- 脊柱後弯症　121ページ
- 椎間板ヘルニア　134ページ

捻挫

　捻挫は、通常2つか3つの骨をつなぐ靭帯の断裂に関連する急性損傷である。捻挫は、血管、神経および結合組織への損傷を伴い、線維の損傷の程度によって等級化される。ごく一般的に、グレードIの捻挫は靭帯の損傷がわずかな軽度の損傷を示すのに対し、グレードIIIの捻挫は靭帯が完全に断裂した重度の損傷を示す。グレードIIの捻挫は軽度（線維の断裂が50％未満）または重度（線維の断裂が50％以上）のいずれかを示す。損傷が重度であるほど、出血、腫れおよび痛みが重度になる。重度の捻挫後、関節は不安定（可動域が増す）となり、急性期では腫れのために関節可動域が減少する。重度の捻挫は、靭帯の付着部の骨が靭帯から強制的に引き剥がされる剥離骨折などの骨の損傷を及ぼす場合がある。治癒には通常3-6週間かかり、重度の場合は、損傷部位が3週間も固定されることで、瘢痕組織の形成や滑液の減少により、関連する関節の可動域の減少や関節の硬直が起こる。痛みが鎮静化したとき、損傷は亜急性と説明される。

挫傷

　挫傷は、筋線維と筋の腱のいずれかまたは両方の断裂に関連する急性損傷である。挫傷もまた、血管、神経および結合組織への損傷を伴う。筋は靭帯よりも血管が多く流れるため、捻挫の場合よりも出血が多い。捻挫と同様、挫傷にもいくつかの等級があり、線維損傷の程度によって、軽度、中等度、重度に分類される。完全な断裂がみられる部位では、筋が骨を引っ張り骨の部位を動かす力を生成することができなくなるため、機能が損なわれる。損傷が重度であるほど、出血、腫れおよび痛みは重度になる。治癒には3-5週間かかるが、重度の挫傷であればもっと長くかかる。捻挫と同様、痛みが鎮静化したとき、損傷は亜急性と説明される。

　捻挫と挫傷の両方に関して重要な点は、完全に治癒する前に通常は痛みが鎮静化することである。このことは、患者が痛みを基準にして身体部位を使用するか否かを決定する場合、再損傷の可能性を高める。治療のためのストレッチの間は、痛みのない可動域の範囲内で患者がエクササイズやストレッチを行い、痛みがあれば活動を中止することが通常は推奨される。こうすることで再損傷の可能性は低減する。

痙攣

　痙攣は、一時的だが強い痛みを及ぼす、突発的な不随意性の筋の収縮である。痙攣は末梢血管障害に関連し、水および電解質の平衡異常に誘発されると考えられているが原因は不明である。また、低血圧症の患者や特定の薬剤を服用する患者でも報告される。最も一般的に痙攣が報告される筋は、足、ふくらはぎおよびハムストリングスの筋である。これは通常、夜間、身体活動の間や後に起こる。場合によっては、筋を短縮した肢位で保持している間に筋が痙攣する（拮抗筋をストレッチしているときに注意すべき重要なポイントである）。ここに挙げた他の筋骨格症状に比べて重度の結果は及ぼさないが、発症する人にとって痙攣は不快である。夜間に起こり睡眠が損なわれる場合やスポーツ中のパフォーマンスに影響する場合は特にわずらわしい。

筋硬直

　この用語は、筋緊張の増大を指し、通常は患者が張りを感じると訴えるか、あるいは、療法士の触診により硬くなっていると感じられる筋を意味する。つまり、筋緊張は主観的（患者による）にも客観的（療法士による）にも測定できる。緊張した筋は正常な筋よりも短縮しているため、標準的な筋長テストによって測定される。しかし、場合によっては療法士が測定したときに長さが通常通りの筋や、通常より長くなった筋（ハムストリングスなど）でも患者が緊張した感覚を訴える場合がある。従って、筋長テストは有用ではあるが、患者が「筋の張り」と表現するものを評価するために用いるには限界がある。本書において、この用語は「ふくらはぎの筋が張っている」と大半の患者によって表現される、主観的な緊張の感覚を指す。例えば、特定の筋に関連する関節の可動域の減少や、療法士による触診において硬直の増大として知覚される、測定可能なものか否かは問わない。

関節硬直

　関節硬直は、患者が硬さを感じると訴える、あるいは、テストにおいて正常な可動域（ROM）よりも可動域が減少した関節である。関節は様々な理由で硬直する。硬直は、関節の直接固定（装具やギブスなど）、損傷（重度の足関節捻挫など）あるいは関連する四肢の別の部位の固定（肘損傷後に腕全体を吊り具で固定することにより肩関節も硬直する、など）によって起こる。場合によって、介入がほとんどあるいはまったく行われず、機能は回復したが可動域が制限されたままとなった過去の損傷によって硬直が起こる患者もいる。例えば、介入しなければ、関節は通常、損傷後一時的に硬直する。これにより、関節内とその周辺組織の体液の滲出や瘢痕組織の過度の形成が起こる場合がある。癒着性関節炎の場合、何らかの原因により肩関節が硬直する。

　ストレッチはすべての関節硬直の原因に適するわけではない。例えば、強直性脊椎炎の場合、関節が時間をかけて癒合し、関節が機械的に癒合されてしまい、（手術以外の方法で）その範囲を改善することはできないため、これらのストレッチは必ずしも適切な介入とはならない。リウマチ性関節炎を患う患者は、特に指やつま先の小さい関節で、関節の痛み、腫れおよび硬直を経験する。ストレッチによって炎症が悪化する恐れがある炎症期においては、ストレッチ（およびマッサージ）は禁忌である。

腱の問題

　腱の過用による疼痛症状は腱障害という病状に分類される。マッサージ師の多くは、"-itis"という語尾が「炎症」を意味することを知っている。（組織病理学的サンプリングによって特定される）腱の炎症は腱炎（tendinitisまたはtendonitis）と呼ばれる。外側上顆炎や内側上顆炎などの症状は元々このカテゴリーに分類されていたが、現在では腱障害として説明する方が適切である。腱障害は、過用からくる腱の問題で、強い痛みを及ぼす。顕微鏡検査では、治癒経過が妨げられていることを示唆する炎症マーカーが腱にはほとんど認められない。従って、外側上顆炎と内側上顆炎は炎症を示唆する特定の細胞的特徴に欠けていることから、真の腱炎ではない。

　捻挫や挫傷と同様、腱の問題に関連する痛みは通常、腱の損傷が完全に回復し組織が完全に修復されるよりかなり前に鎮静化する。腱に及ぼされる症状から回復した人が、早期に身体活動を再開す

ると、再損傷のリスクにさらされる。

筋膜構造

　筋膜の変化によるものと考えられている2つの一般的な症状は、足底筋膜炎と腸脛靱帯摩擦症候群（ランナー膝）である。筋膜の変化をもたらすことを特に目標とした治療があり、筋筋膜リリース・テクニックと呼ばれている。軟部組織の優しい持続的牽引を必要とし、特定の治療的結果をもたらすために用いられるストレッチの要素を具体化したものであるため、筋筋膜リリースを治療のためのストレッチに分類することには異論もある。

神経圧迫

　本書は、神経構造の緊張（ときに神経緊張検査から適応）を緩和するよう特別にデザインされるストレッチについては扱っていないが、神経の圧迫に関連する2つの症状について説明する。梨状筋症候群と手根管症候群である。これらについては、それぞれ第5章と第6章で説明する。

手術後

　一般的な多くの手術法がある。ここに紹介するストレッチ（乳房切除および膝の手術後の患者に用いる）は、片側の上肢の症状と片側の下肢の症状のために手術後に用いられるストレッチとして選択された。負荷と動きがコラーゲンを刺激することにより、手術後、より機能的な配置のコラーゲン線維やより機能的な瘢痕が形成されると考えられる。コラーゲンが十分に成長する必要があるため、修復過程のあまり早い段階でストレッチを行うことは重要ではない。あまりに早くストレッチを行うと、リモデリングの過程にある結合組織が断裂するリスクが生じる。これにより血管床が断裂し、出血と痛みが増大する。痛みによって筋痙攣が起こる可能性がある。それにより今度は炎症が増大し、リハビリテーションが長期化する。

他の病状

　簡単に分類したこれらの症状に加え、本書では前のカテゴリーに分類することは難しいが非常に一般的な他の症状も扱う。
　これらは、シンスプリント、膝の骨関節炎およびDOMS（遅発性筋肉痛）（第5章）、癒着性関節炎（第6章）、鞭打ち症および後弯姿勢（第7章）である。各症状の情報は各章で見ることができる。

なぜ人はストレッチをするのか

前項で紹介した症状を治療するストレッチの根拠について話す前に、人々がストレッチを行う理由に答えることが役立つだろう。治療の目的に基づいて答えがある。ストレッチを使用する理由には次のものが挙げられる：

- 正常な筋機能の維持を助けるため。
- 筋緊張による疼痛の緩和を促すため。
- 筋の痙攣を止めるため。
- 関節可動域を維持または改善するため。
- 筋の治癒を促すため。
- 姿勢のアンバランスの矯正を助けるため。
- 瘢痕組織の形成を最小化させるため。
- リラクゼーションを促す、モチベーションを維持または向上させる、あるいは幸福感を刺激するなどの精神的な要因に作用するため。

これらを順に検討してみたい。大半の哺乳動物は、不動状態の後にストレッチする。猫や犬でも、人間と同じように、睡眠後は伸びをする。一定の姿勢を持続した後にストレッチができなければ、緊張が強まるにつれて筋に痛みが起こり、正常な筋機能が損なわれることが分かる。長時間のドライブや、電車や飛行機に乗った後、あるいは、損傷や疾病のために寝たきり状態が続いた後、これを経験したことはあるだろう。ふくらはぎの筋の痙攣のために夜中に目を覚ました経験をもつ人は多い。筋が傷つくかまたは痙攣し始めるとき、本能的にその筋をストレッチしようと思う。ストレッチはつまり、筋緊張を緩和する手段として手軽に用いられるものであり、一部の専門家はトリガーポイントの発生を回避する上で役立つと考えている。おそらくほとんどの人が、計画的ではない日常的なストレッチによって正常な筋の機能を維持しているのではないだろうか。

ストレッチはまた、様々な状況で治療のために用いられている。例えば、病院で理学療法士によって関節可動域の維持または改善のために用いられる。これは固定後特に重要となる。あるいは、筋痙攣や筋拘縮の作用を抑えようと用いられる場合もある。コラーゲン線維の再配置を促し、不易な瘢痕組織の癒着の形成を軽減するため、手術後のリハビリテーションの一環として用いられる場合もある。アスリートにはチームでのウォーミングアップやクーリングダウンの一環として従来的に用いられ、エクササイズのクラスでも同様に用いられている。スポーツトレーナーやリメディアル・セラピストは、姿勢のアンバランスを矯正するためにストレッチを用いる。筋力低下した筋を短縮・強化するためにエクササイズが用いられ、短縮した筋を伸ばすためにストレッチが用いられる。

心理的要因についても考慮される。多くの人がストレッチをするとき幸福感を覚えることは、ヨガのクラスが人気を集めていることを説明している。多くの人が、ストレッチによって損傷の可能性が低くなると信じ、精神的な準備の一環としてエクササイズの前にストレッチを行う。ストレッチは、日常的なリラクゼーションの一環として、あるいは、不安を軽減するために推奨される。自動的ストレッチは、患者の身体維持の責任が患者にあるため、患者自身のリハビリテーションにおいて、患者にある程度のコ

ントロールの権限を与え、そのように治療の計画にストレッチを含めることが妥当である。身体的に活動的な人が、トレーニングができなくなるような損傷を受け、習慣的に行っていた日常のストレッチができなくなる場合がある。そうした患者にとって、日常的な身体活動ができなくなることはマイナス思考へとつながることが考えられる。そこで、リハビリテーションの初期の段階に自分で実施できる無理のないストレッチが、そうした患者のモチベーションを維持し、回復への意欲をもたらす。

　このように、ストレッチは広く用いられている。ストレッチを治療の現場で用いる場合、我々に必要なことはただその目的と目標を明確にすることのみである。人がなぜストレッチをするのかという疑問に対して挙げられた回答の一覧をもう一度ご覧いただきたい。患者に適切な治療目的としてストレッチを用いることができるだろうか。治療の目的とそれに見合う目標に関する詳しい情報については、第2章の21ページを参照されたい。

ストレッチのプロトコルを作成する難しさ

　第5、6および7章では、一般的な筋骨格症状から回復する患者を治療するときに安全に用いるストレッチを見ることができる。これを用いる上で難しい点の1つは、治療のためのストレッチの使用について、一般に認められたプロトコルがないことである。捻挫や挫傷などの症状は回復の段階を認識することも、評価することも可能だが、それぞれの患者に最適な回復結果をもたらすためにどのようにストレッチを取り入れればよいのかについては分からない。個々のプロトコルが欠如している理由の1つに、徒手療法の適用に関連する多くの変数の調査に伴う問題が挙げられる。また、人が損傷や疾病から身体的におよび精神的にどのような回復をみせるかは人によってまちまちであり、損傷を受ける以前の健康状態が異なることも、難しさの理由である。ストレッチの適用が有用であるかまたは有害であるかを言うことはできても、用いるべき特定のプロトコルに関して答えられない多くの問題が残っているのである。

　例えば、本書に挙げたそれぞれの症状について、我々は特定のストレッチをどれくらいの時間適用すべきか、自動的か他動的かどちらのストレッチが最適か、ストレッチを用いる時間に問題はあるか否か（昼か夜か）について、確実には分かっていない。ストレッチの姿勢を維持すべき最低時間（静的ストレッチを30秒間維持することが、軟部組織の伸張をもたらすために必要な最低時間ではあるが）、ストレッチを実施すべき頻度（1週間に1回なのか、1日1回なのか、あるいは1時間に1回なのか）などさえ分かってはいない。また、人の精神的健康が、ストレッチ・プログラムへの参加の結果にどの程度影響するのかも分かってはおらず、ただ、早く回復したいという動機があり、やる気がなくリハビリテーションの手段としてストレッチを信用していないよりも、ストレッチを信用している方が、ストレッチ・プログラムに従う傾向にあると考えられる。

　最適な結果を得るためにストレッチを実施すべき時期については明らかではない。リハビリテーション・プログラムの一環としてストレッチが用いられる場合、就寝前の1日の終わりに実施するのがベストであろう。例えば関節可動域の増大のためにリハビリテーション・プログラムの一環として用いられる場合、1回だけ行うのではなく、1日の間に間隔をおいて数回ストレッチを実施することが望ましい。

ストレッチを実施すべき頻度もストレッチを維持すべき時間も明らかではないが、筋骨格損傷後の患者にストレッチを行うときは特に、関節可動域の改善、または、関節硬直や筋の張りの治療を行う場合は、短期的で間欠的なストレッチよりも、長期的で継続的なストレッチの方が効果的である。しかし、それには長い時間が必要であり、プログラム順守の可能性が低くなる可能性がある。

　治療のためのストレッチの明確なプロトコルがないため、我々の治療を文書化し、良好な（または不良な）結果を記録することは重要である。将来、ストレッチの使用に関してより確かな決定を行えるようになるためには、十分な情報を蓄積することが唯一の方法である。今我々に必要なことは、損傷後の一般的な生理学的修復プロセスの理解に基づき、どのようにストレッチを適用するかについて合理的な判断を行うことである。

筋骨格損傷後のストレッチを行う根拠

　ここで、第5、6、7章に挙げた各筋骨格症状とそれぞれに推奨されるストレッチについて確かめたい。この情報を表1.1に掲載する。表の右列にそれぞれの推奨の根拠を示す。この情報を用いて、損傷後の患者に用いる適切なストレッチを選択する際の指針にするとよい。言うまでもなく、患者はすべて異なり、ある人に適したストレッチが他の人には適さない場合がある。個々の患者に合わせてストレッチをいかに修正すべきかを常に考え、疑わしい場合は組織への緊張がもっとも少ないストレッチを選択する。

　ストレッチの生理学と柔軟性の限界についてもっと詳しく知りたい場合は、『The Science of Flexibility』（Michael J. Alter、Human Kinetics 2004年）を読まれることをお勧めする。

基本的な安全性の指針

　前項に記載した推奨の他、ストレッチ・プログラムの実施を計画するときに次の基本的な安全性の指針に従うことが望ましい。

- 勤めているクリニック、病院または業務でのプロトコルに従う（存在する場合）。
- 所属する団体を管理する機関によって決められている指針に従う。
- 指針やガイドラインがない場合は、自身の専門的判断と臨床経験を用いる。自分自身に問いかける。自分の行っていることは安全か。この患者、この筋骨格症状について知る限り、ストレッチは有用かまたは有害か。使用しようとしているストレッチによる介入が、望ましい結果をもたらすことは妥当であるか。これらの答えが肯定的であれば続ければよい。そうでなければ、ストレッチに代わる別の治療を選択する。

表1.1 ストレッチの推奨と根拠

一般的な筋骨格症状	一般的なストレッチ推奨	根　拠
捻挫および挫傷：急性	治癒の早期の段階ではすべての形態のストレッチが禁忌である（ごく軽度の捻挫でも）。	組織は傷つきやすい段階にある。あらゆる形態のストレッチが組織を再び損傷させ、治癒のプロセスを遅らせる可能性がある。
捻挫および挫傷：亜急性	注意した上で、優しい自動的ストレッチ・プログラムをすぐに開始する。	これは、好ましくない線維性癒着が起こりにくい方法で、コラーゲン線維の再配置を助ける。
	他動的ストレッチは禁忌である。	亜急性期に患者が経験する痛みは様々であり、療法士が容易に判断できるものではない。他動的ストレッチを用いることにより、意図せず再負傷を及ぼす地点まで組織が伸長する可能性があるが、患者が自分でストレッチを行えば、そのようなことは起こりにくい。患者は、ストレッチをやめる必要のある痛みの閾値の地点まで近づくときに、より判断しやすい。
	可能であれば、損傷した関節または四肢を挙上する。	挙上による血液およびリンパのドレナージが促されるため、ストレッチの障害となる腫れが軽減される。
	患者は損傷した関節または四肢に体重をかけない。	固有受容感覚とバランス感覚が損なわれ、損傷した組織が関節を安定化できるほど強くないときにこれを行うことで、リハビリテーションの早期段階での再損傷の可能性が軽減される
	損傷した関節の優しい自動的運動を用いる。	これにより周辺組織のストレッチが促進されるとともに、ふくらはぎの筋が血液とリンパのドレナージを支えている足部と足関節では特に、腫れが軽減される。
	患者の痛みのない範囲内で関節可動域を維持する。	疼痛は、患者が再損傷を受けていることを示唆する場合が多い。痛みのない範囲でストレッチを行うことで、再損傷の可能性は低減する。
	最も実施しやすい関節運動を最初に取り入れる。	これにより順守の可能性が高まり（難しいと感じるエクササイズをしたい患者はいない）、ストレッチが難しい場合よりも、結果的に大きな進展がある。

一般的な筋骨格症状	一般的なストレッチ推奨	根　拠
筋痙攣	筋痙攣を止めるには自動的ストレッチがもっとも有効である。	拮抗する筋群の収縮により、痙攣している筋が抑制されて、他動的ストレッチよりも迅速に痙攣が緩和する（痙攣している筋の収縮を抑制しない）。また、痙攣は不随意であり、療法士が他動的ストレッチを行うことができない夜間または身体活動後などに起こることが多い。
	場合により他動的ストレッチが役立つ。	痙攣はマッサージなどの治療中の患者に起こる場合があり、通常は身体活動後に起こる。痙攣した筋を他動的ストレッチすることによって（ストレッチ中）短期に疼痛が起こり、徐々に軽減する。これはスポーツの大会の前後や、患者が自分で筋をストレッチできないときなどに有用である。
筋の張り：軽度	自動的・他動的ストレッチの両方が役立つ。	患者によっては、関節硬直の予防として自動的または他動的ストレッチが日常的に行われる。
筋の張り：慢性	それぞれの理由で、自動的・他動的ストレッチの両方が役立つ場合がある。	慢性的な筋の張りがある場合には特に、自動的ストレッチにより、患者が体重の重みを使ってストレッチを促進できる。逆に、ストレッチの体勢の維持に集中しようとすると、人によっては筋緊張が増し、慢性の張りが治まりにくくなる。他動的ストレッチは、自動的ストレッチよりも患者が完全に身体を弛緩することができるため、ストレッチの改善につながる。おそらく、慢性的な筋の張りは日常的にストレッチする必要があるため、ストレッチのパートナーを必要としない自動的ストレッチの方が実行しやすいだろう。

続く

一般的な筋骨格症状	一般的なストレッチ推奨	根　拠
関節硬直：軽度	関節の軽度硬直の治療に自動的・他動的ストレッチの両方が役立つ。	選択するストレッチは、療法士がそれを利用できるか否か、患者自身が自動的ストレッチを実施できるか否かによって異なる。 患者が日常的な通常の活動を再開するとき、または、硬直した関節の可動域を増大させるような仕事に就くとき、関節硬直の硬さが和らぐ場合がある。 患者は身体の重みを使って、硬直した関節周辺の軟部組織のストレッチを促す場合がある。 自動的ストレッチの実施は患者のストレッチに責任がかかるため、リハビリテーションの状況で行うことが望ましい。
関節硬直：慢性	下肢の関節の治療には他動的ストレッチがより役立つ。	患者が片方の脚に一定時間体重をかけないでバランス感覚を損なう立位でのストレッチは、安全ではない。 患者がストレッチの実施に必要な肢位を快適に取れないときは、他動的ストレッチが役立つ。
腱障害：急性	急性期はすべての形態のストレッチが禁忌である。	ストレッチによって症状が悪化する場合がある。
腱障害：慢性	ストレッチのプロトコルは様々で確証がない。	■ ストレッチによって組織の弾力性が回復し筋腱接合部の歪みが軽減する場合がある。ストレッチにより、関連する関節の正常な可動域の維持にも役立つ。 ■ 多くの療法士は、例えばアキレス腱障害について、負荷がかかった状態で背屈を増すこと(踏み台での自動的ストレッチなど)は、再負荷によってコラーゲンの修復が刺激されるため効果的であると考えている。 ■ 腱自体の他動的ストレッチは修復を刺激するために有効であると考えられるが、実際に適用することは難しい。自動的ストレッチは腱に相当の負荷がかかり、症状の回復に役立つと考えている療法士もいる。

一般的な筋骨格症状	一般的なストレッチ推奨	根　拠
手術後	いずれのストレッチをする実施前も医師の許可が必要である。患者も療法士も与えられる術後のアドバイスに従う必要がある。	術後すぐのストレッチは、治癒に必要な瘢痕組織の自然形成に有害となると考えられる。外科医や病院によって、リハビリテーションのプロトコルが異なる。
手術後 急性期	治癒の早期の段階ではすべての形式のストレッチが禁忌である。	ストレッチは、リハビリテーションの課程において重要だが、あまりに早く開始すると、組織の再損傷を及ぼしたり、治癒過程を遅らせたりする可能性がある。
手術後 亜急性期	注意した上で、優しい自動的ストレッチ・プログラムをすぐに開始することが重要である。	術後の軟部組織の拘縮が起こる可能性がある。固定の期間中に軟部組織が硬くなる場合が多い。早期のストレッチは、線維性癒着が後に起こりにくい方法でのコラーゲン線維の再配置に役立つ。線維性癒着によって正常な機能が損なわれる。
	可能な場合、手術した身体部位であれば上肢または下肢を挙上する。	挙上によって血液とリンパの排液が促され、ストレッチの妨げとなる腫れが軽減される。
	自動的・他動的のいずれも、必ず患者に痛みがない範囲でストレッチを行う。	痛みは再損傷を示唆する。
	負傷した身体部位の優しい自動運動を促す。	これにより周辺組織のストレッチが促進されるとともに、ふくらはぎの筋が血液とリンパのドレナージを補助している足部と足関節では特に、腫れが軽減される。
	自動的ストレッチを実施するとき、患者は下肢への荷重を避けることが必要である。	固有受容感覚とバランス感覚が損なわれ、損傷した組織が関節を安定化できるほど強くないときにこれを行うことで、リハビリテーションの早期段階での再損傷の可能性が軽減される。

- 表1.1のストレッチの推奨を見直す。この表では、下肢、上肢および体幹に影響を及ぼす症状に対するストレッチの根拠を示している。この根拠に同意する場合のみストレッチを適用する。
- 各患者にストレッチの禁忌がないかを必ず確認する（禁忌の一覧については22ページを参照）。
- 必ず患者に治療の同意を得る。
- ストレッチによって痛みが及ぼされる場合はすぐに中止する。大半の患者は、軟部組織のストレッチによって得られる感覚と痛みの感覚との違いを理解し、区別できる。自動的ストレッチまたは他動的ストレッチのいずれかに関わらず、わずかに不快なことはあっても痛いはずはない。フィードバックを促す。患者を監視し、痛みを及ぼすストレッチは止める。この点について患者に指導することが療法士の責任であり、そうすることで「痛みなくして得るものなし」という誤解を解くことにもなる。
- ストレッチのホームケア・プログラムに従う患者が安全に行っており、患者の状態が変わったときにストレッチを安全に継続していることを確認する。例えば、病院から独立生活に移行する患者にはもはや、ストレッチ・プログラムを監督してくれる人はいない。また、人によっては安全な生活環境から、安全ではない環境に引っ越す場合がある(カーペットを敷いた家からフローリングの部屋に引っ越す場合や、階段の両側に手すりのある家から片側にした手すりのない家に引っ越す場合など)。
- 新たなまたは変更された禁忌がないことを確認する。ある状態からのリハビリテーションを受けている患者は別の損傷を患う場合が多い。例えば、患者が足関節の捻挫から回復中であり、経過が良好に思われるときに、アンバランスのために転倒して足関節を再び損傷したり、手関節や背中を損傷したりする場合がある。ストレッチを変更するかまたは禁忌のストレッチをプログラムから完全に省けるよう、患者について常に確認することが重要である。
- 治療的介入としてストレッチを用いるか否かが疑わしい場合、患者の担当医に相談する。特定の同意と指導を得る。

最後に忘れてはならないのは、ストレッチ自体は安全であるということである。本書に説明した指針と提案したストレッチに従えば、本書に含まれる症状を治療する患者を傷つけるということはほぼありえない。最悪でも、ストレッチのプランが効果的でないことはありうる。最善の場合、特定した治療目的を適え、患者のリハビリテーションに良い効果を与えるために役立てることができる。

終わりに

本章では、治療のためのストレッチの概念、損傷後に使用するストレッチ・プロトコルをデザインすることの難しさ、そして、本書で紹介するストレッチの根拠について説明した。第2章では、患者向けにストレッチのプログラムを計画するために役立てるべきことをすべて紹介する。

問　題

1　治療のためのストレッチの定義を答えよ。
2　治療のためのストレッチ以外に可能な治療的介入を5つ挙げよ。
3　捻挫と挫傷の違いを説明せよ。
4　人がストレッチを行う理由を3つ挙げよ。
5　全般的なストレッチの指針の一覧のうち、あなた個人にとって最も重要なものを3つ挙げよ。

（解答は165ページ）

ストレッチの準備

　第1章では、治療のためのストレッチが他の形態のストレッチとどのように異なるのか、そして、必要とされる理由について説明した。本章では簡単な10のステップに沿ったストレッチ・プログラムの計画に焦点を当てる。

1. 患者の評価
2. 治療目的の特定
3. ストレッチ方法の選択
4. ストレッチ目標の設定
5. 禁忌の検討
6. ストレッチ環境の検討
7. 測定方法の選択
8. ストレッチ・プランの作成
9. ストレッチの実施
10. 所見の再評価と文書化

ステップ1：患者の評価

　マッサージ師、理学療法士、オステオパス、あるいは、その他の健康またはフィットネス専門家として働く場合もそうでない場合も、患者の既往歴を聞くことに慣れ、その重要性を理解することが必要である。初診で集める情報は出発点となるものであり、患者を施術するあらゆる専門家が一般に尋ねる質問への回答が含まれている。この診察の間、全身の健康質問票を患者に記入してもらい、症状の病歴についての質問に答えてもらうことが一般的である。この診察は、患者と親しい関係を築くのを助けるためだけでなく、患者の治療を進めることができるか否かに関わる重篤な疾患や問題を発見するために不可欠である。この評価を行う形式は、働く環境（病院やジムなど）内で設定されるプロトコルや、所属する団体で規定されている場合が多い。どのような文書を用いるかに関わらず、初回の診断が終了するときに患者の主な問題を特定する（複数あるときは優先順位をつける）。

ステップ2：治療目的の特定

次に必要なことは、初診に基づいて治療の目的を特定することである。治療目的の例としては次のものが挙げられる：

- 筋緊張による僧帽筋上部の疼痛緩和を促す。
- 右大腿部のハムストリングスの痙攣を治める。
- （人工）膝関節置換術後の左膝関節の可動域を改善する。
- 基本的なストレッチ・プログラムを行う患者を手助けする。
- ゴルファーの腰椎の硬直感の緩和を手助けする。

ステップ3：ストレッチ方法の選択

治療目的を特定したら、次の段階ではストレッチ方法を選択する（ストレッチが有用な介入であることが前提）。様々な種類のストレッチがある。主な2つの種類は自動的ストレッチと他動的ストレッチである。自動的ストレッチは患者自身が実施するもので、他動的ストレッチはパートナーを必要とする。ストレッチを適用するのは、ストレッチを受ける人がリラックスできるパートナー（通常は療法士、トレーナーおよびチームメート）である。他の種類のストレッチには軟部組織リリース（STR）や筋エネルギー・テクニック（MET）がある。ストレッチになじみがない人は、これらのストレッチについて説明する第4章（43ページ）を先に読むとよい。次に、第5、6、7章に目を通し（下肢、上肢、体幹のどのストレッチ方法を知りたいかによる）、掲載した病状から適切なストレッチを選択する。これらの章には自動的ストレッチと他動的ストレッチの両方が含まれ、治療のためのストレッチが初めての療法士には特に有用である。ただし、STRまたはMETを使用する必要があると思われる場合は、『Soft Tissue Release』（J. Johnson、Human Kinetics、2009年）および『Facilitated Stretching』（E. McAteeとJ. Charland、Human Kinetics、1999年）を参照されたい。

ステップ4：ストレッチ目標の設定

治療目的を特定し、どの種類のストレッチが適切かを検討したら、それらの目的に適うと考えられるストレッチ目標を設定する必要がある。ストレッチ目標と治療目的との関連が理解しやすいよう、ステップ2に掲げた5項目の治療目的の例と適切なストレッチ目標をセットにして、表2.1に掲載する。例えば、治療目的が筋緊張による僧帽筋上部の疼痛緩和を促すことである場合、2種類の異なる頸部自動的ストレッチ(A)と(B)を実施するという目標を設定し、それらのストレッチを患者に図解し、1日2回最低30秒間各ストレッチを実施するよう患者に勧める。

これらの目標はSMARTである。すなわち、S (specific：特定的)、M (measurable：測定可能)、A (achievable：達成可能)、R (realistic：現実的)、T (timely：適時) なものである（ストレッチの効果の測定については27ページを参照）。これらの目標は例にすぎない。治療目的が異

なれば治療目標も異なる。また、ストレッチ目標は全体的な治療計画の一部を成すことが多く、特定の治療目的を満たすために用いる唯一の介入でではない。緊張によって誘発された僧帽筋上部線維の疼痛を緩和することを目的とする最初の例では、ストレッチ単独でこの問題を解決することは考えられない。患者は職場から離れて定期的な休憩をとったり（一定の作業姿勢を維持することが頸部痛を引き起こしている場合）、治療の一環として温熱療法やマッサージを受けたりする必要があるかもしれない。治療目的を特定した結果、それを適えるためにストレッチが適切ではない、あるいは、最も効果的な治療的介入ではない場合、別の介入方法を用いてストレッチが全く用いられないこともある。

表2.1　治療目標の例

治療目的	ストレッチ目標の例
筋緊張による僧帽筋上部の疼痛緩和を促す。	患者は頸部の自動的ストレッチ（A）と（B）を1日2回実施、各ストレッチは30秒以上続ける。
右大腿部のハムストリングスの痙攣を治める。	患者は、痙攣が起こったときにハムストリングの自動的ストレッチ（C）を実施し、痙攣が治まるまでその姿勢を維持する。また、ハムストリングの痙攣が起こったときに日誌をつけ、その事象の前の活動または不活動を記録する。
（人工）膝関節置換術後の左膝関節の可動域を改善する。	患者は、総合的な理学療法プログラムの一環として、大腿四頭筋のMETを実施することによって、次の7日間で左膝関節の屈曲を10度増大させる。第4章の基本的なMETのプロトコルに従ってMETを実施する。
基本的なストレッチ・プログラムを行う患者を手助けする。	患者は7日間、毎日ストレッチを継続し、基本的な病院のストレッチ・プログラムのストレッチをそれぞれ実施した後、これらの姿勢を1分間適用するたびにチェックを付ける。
ゴルファーの腰椎の硬直感の緩和を手助けする。	患者は30日間以上、ゴルフのゲームのたびにその後でストレッチ（F）と（K）を実施し、各ストレッチの間に2分間休息を取る。

図(A)、(B)(C)、(F)および(K)は、治療記録に含めるストレッチの写真を示す。

ステップ5：禁忌の検討

多くの人々がストレッチの恩恵を受ける。だが、あらゆるすべての治療法と同様、ストレッチが禁忌となる患者や、注意を要する患者を特定することが重要である。用いたいストレッチの種類を特定し個々のストレッチを選択したら、次は患者についてこれらの禁忌を検討する必要がある。ストレッチの禁忌を以下に示す：

- 最近の骨折、靱帯捻挫、筋または腱挫傷、火傷または裂傷を含む、急性症状
- 炎症性症状
- 血腫
- 脊椎動脈の血管障害
- 骨粗鬆症および骨折のリスクを有する患者
- 悪性腫瘍
- 骨または関節の制限（強直性脊椎炎、外科的な関節癒合）
- 急性の血栓または塞栓
- 筋が患者の安定性に影響を及ぼしており、ストレッチによる筋拘縮の軽減によって不安定になる場合
- 医師の許可を得ておらず、ストレッチが有用であるか否かが不明な患者を治療する場合。
- ストレッチにより、別の治療の効果が逆転したり損なわれたりする場合
- ストレッチにより、症状の治癒過程が損なわれる可能性がある場合（完全には治癒していない瘢痕に負荷をかける可能性がある場合）
- リウマチ症状の炎症段階
- 自動的ストレッチまたは他動的ストレッチの適用によって痛みが起こる場合

ストレッチが禁忌か、注意を要するかが疑わしい場合は、患者のかかりつけ医に相談する。

例えば手関節の捻挫から回復した患者が、手関節自体へのストレッチが総合的には禁忌でも他の身体部位へのストレッチによる効果を得られる場合がある。ある状況ではストレッチが禁忌ではなくても、いくつかの点を注意することが賢明である。以下の状況において注意を用いる：

- ストレッチがどのように感じられるかをフィードバックできない患者に他動的ストレッチを行うとき
- 皮膚の弱い患者に他動的ストレッチを行うとき
- 療法士と患者の交差感染の危険性が高い患者に他動的ストレッチを行うとき
- 神経質または心配性の患者、あるいは、物理的な接触に対し感情的な問題を抱えている患者に他動的ストレッチを行うとき
- ステロイドの長期使用後の患者に他動的ストレッチを行うとき
- バランスに問題のある患者に自動的ストレッチを処方するとき
- 単純なストレッチの指示に安全に従うことのできない患者に自動的ストレッチを処方するとき
- 過可動性の患者に（自動的または他動的）ストレッチを行うとき
- 妊娠中の患者に（自動的または他動的）ストレッチを行うとき

ほぼ誰もがストレッチを受けられ、大半の人に効果がある。しかし、ストレッチ・プログラムを実施する前に特殊な禁忌を要する特定の患者群がある。高齢者、妊婦、活動的な人に施術するときにより安全で効果的となるようストレッチを修正するために役立つヒントを次のセクションで紹介する。

高齢者

高齢者にみられる一般的な身体的変化と、ストレッチ・プログラムの修正のためのヒントをいくつか示す。

骨粗鬆症

骨に過度の負荷をかけるストレッチは避ける。

骨関節炎

- 関節に体重のかかるストレッチは、痛みを及ぼすため避ける。
- ROMを維持および改善するストレッチは効果的である場合が多いが、腫脹または骨瘤の形成によりROMが減少する可能性があることを覚えておく。
- 有用な測定ツールには、関節硬直の軽減と生活の質の改善を患者自身が認識するものが含まれる。
- 椅子やベッドに座位や側臥位になって行うストレッチを施す。
- タオルなどの補助具を用いる。
- 他動的ストレッチを適用するとき、片脚で立つことによって痛みを及ぼすことがあるため、場合により患者を治療台や台座などで支える必要がある。小さいスツールを補助に用いる。

リウマチ関節炎

- 炎症段階の間はストレッチを行わない。
- ストレッチの間、直後数時間、および、ストレッチの実施から24時間後のいずれも、すべてのストレッチにより痛みを及ぼさないこと。
- 関節が癒合し、関節可動域が制限される可能性がある。
- 患者がストレッチの開始肢位をとることができない場合は特に、優しい他動的ストレッチが有用である。ただし、寛解期のみ。

軟部組織の伸張性の減少

高齢者においては、関節可動域が減少しがちであることを認識し、ストレッチ目標を適宜変更する。

バランスおよび固有受容感覚の減少

- バランスに頼るストレッチの数を減らす。
- 可能であれば、座位、膝立ちおよび臥位など、低い重心を用いるストレッチを用いる。
- 一人でストレッチを行う患者については、安定性のため、手すりやテーブル、シンクなどを補助に用いるよう常に促す。

- 側臥位から立位へ、またはその逆の動作を患者に強いるストレッチは避ける。

聴力の低下および視野の変化
- 口頭での指示をはっきりと正確に行う。
- 静かなストレッチ環境を確保する。
- すべてのストレッチを実践し、重要なポイントを反復する時間を取る。
- 自動的ストレッチの方法を示す写真を拡大する。

筋力低下
- METストレッチは、筋力の維持または改善に有用となる可能性がある。
- ストレッチの姿勢を維持するために筋力を要するストレッチの使用は避ける。
- 最も適したストレッチが立位で最も効果的に行える場合、スツールや椅子をそばに置く。

薬剤服用の増加
可能であれば、ストレッチの時間を投薬に合わせる。例えば、他動的ストレッチは鎮静作用のある薬剤の投与後の方が適している。

妊婦

妊婦にみられる一般的な生理学的変化と、ストレッチ・プログラムの修正のためのヒントをいくつか示す。

結合組織の緩み
- 抵抗が最大となる箇所へのストレッチの適用は避ける。
- 危険な肢位になりうる関節への荷重を及ぼすストレッチは避ける。
- 股関節内転筋のストレッチは避ける。
- 脊椎の過屈曲または過伸展を含むストレッチは避ける。

バランスの変化
- 膝立ちや座位など、重心の低いストレッチを選択する。
- 妊娠初期は、快適であれば背臥位、腹臥位および側臥位が適宜可能である。

背筋の疲労
背筋に余分な負荷をかけるストレッチは避ける。

仰臥位低血圧
特に妊娠後期においては、背臥位でのストレッチは避ける。

アスリート

スポーツや身体活動に従事する人にみられる一般的な特徴と、ストレッチ・プログラムの修正のためのヒントをいくつか示す。

ストレッチの重要性は高まっている。
ストレッチは、スポーツの伝統の1つとして実施されているが、
必ずしも生理学的に有効なわけではない。
- こうした患者がストレッチを重んじていることを認識する。
- 伝統の1つとしてのストレッチの使用に敬意を表する。
- ストレッチの既存プログラムをあまりに早く多く変更してしまうことに注意する。
- こちらの立場からは不適切だと感じられるストレッチの伝統を批判しない。

スポーツ活動への定期的な参加が、
そのスポーツ特有の筋のアンバランスを招く可能性がある。
- 一般的ではない、スポーツに特有のストレッチを提供する。

損傷によってトレーニングやスポーツへの参加ができないとき、
アスリートが精神的に苦しむ可能性がある。
- リハビリテーション中にストレッチを提供するとき、損傷がアスリートに与える影響を認識する。
- アスリートがやる気を失っていないか、狂信的になっていないかを確かめる。

多くの一流アスリートがストレッチについて詳しい知識を持っている。
大会のレベルが低いほど、アスリートは不適切なストレッチ
またはストレッチ・プログラムを行っている場合がある。
- 助言や説明は、他の患者群に対して与えるほど多くは与えない。
- ストレッチの知識の程度を憶測しない。適切なストレッチの知識に関して、患者に確認する。

スポーツ・イベントの前の静的ストレッチは好ましくない効果を及ぼす可能性がある。
- イベント前の状況で持続的な静的ストレッチは避ける。
- スポーツ・イベントの前には動的ストレッチを用いる。

女性アスリートによっては、骨粗鬆症のリスクがある。
- 疑わしい場合は、脆い関節や骨に負荷のかかるストレッチは避ける。

チームプレーヤーが一緒にストレッチする場合が多い。
- 適切なパートナー・ストレッチのアドバイスと手本を示す。

アスリートは多くの他の専門家のケアを受けている場合が多い。
- 集学的チームの一員としての施術に徹する。

ステップ6：ストレッチ環境の検討

患者がストレッチを受けることを確信したら、ストレッチを実施する環境を検討する。ストレッチが特定の環境においてのみ実施できるからといって、それが実施する最適の場所だとはいえない。公園や開かれたスペースはストレッチをするのに十分な広さの空間を提供するが、誰もが公共の場でストレッチしたいわけではない。逆に、病院の病室に限定され、制限された場所内でストレッチするより他に選択肢がない患者もいる。すべての環境がストレッチの機会を提供する。表2.2に各々に関連する長所と短所を示す。

表2.2　異なるストレッチ環境の長所と短所

環境	長所	短所
病院	■ 患者は理学療法士の指導の元、ストレッチを実施できる。 ■ 特別な装置が使用できる。	■ プライバシーに欠ける。 ■ スペースが狭い。 ■ 他の医療介入とストレッチ・プログラムの調整が必要である。 ■ 患者がストレッチの妨げとなる投薬を受けている場合が多い。 ■ 安全性の問題（点滴やカテーテルの挿入を受けている患者など）。 ■ 私立病院における費用の問題。
自宅	■ プライバシーが守られる。 ■ 患者の都合で行える。	■ 補助なしでストレッチが実施される。 ■ 自己責任を要する。 ■ 集中しづらい（家族、隣人、ペット、テレビ、電話など）。 ■ ストレッチできるだけの広さがない家もある。
民間のジム	■ 資格を持つフィットネスの専門家から補助と指導が得られる。 ■ 通常はスペースが確保されている。 ■ 特別な装置を使用できる場合が多い。	■ ジムの入会費用。 ■ 会員の多いジムだと、プライバシーが損なわれる場合がある。
公園	■ 広い場所 ■ ベンチや木、壁などがあることが多く、ストレッチの促進に用いることができる。 ■ 夏の環境が良い。 ■ 新鮮な空気と日光。 ■ パートナー・ストレッチもできる。 ■ 屋外でのエクササイズ・メニューと一緒に行える。	■ 公共の場が恥ずかしい人には不向き（プライベートな場所を見つけられることが多いが）。 ■ 天候が悪いときや寒いときは不快。

環境	長所	短所
オフィス	■ 職場で日常的にストレッチを実施する機会。 ■ デスクから離れて休憩を取るために実施できる。 ■ グループやチームのプログラムとして取り組むことができるため、プログラムの参加や継続のチャンスが高まる。	■ プライバシーが損なわれる場合がある。 ■ 場所がない場合がある。 ■ 騒々しい場合がある。 ■ 集中できない場合がある（電話の呼び出しなど）。 ■ 資格を持つ療法士やフィットネスの専門家の監視がない。
通勤	■ 長い移動の緊張を緩和するのに最適。 ■ 車での移動の場合、ドライバーが車を止めて休憩を取るために実施できる。	■ すべての移動に適するわけではない。 ■ プライバシーに欠ける。 ■ 場所がない。 ■ 実施できるストレッチの種類が限られる。
セラピー（マッサージなど）	■ マッサージ治療と容易に組み合わせられる。 ■ 他動的ストレッチを受ける良い機会。 ■ 資格を持つ療法士によってストレッチが実施される。	■ 費用の問題。 ■ セラピーが実施される頻度に限界があるため、日常的な取り組みを要するプログラムには適さない。

ステップ7：測定方法の選択

　次は、後で治療の効果の測定に役立てるために検査の実施が必要となる。ストレッチ・プログラムの効果を測定するいくつかの方法がある。病院で施術する場合は、退院の前に患者の関節可動域を測定および監視することが重要である。あるいは、ハムストリングス筋を柔軟にしたいアスリートを治療している場合は、それを測定する必要がある。多くの場合、経過を文書化する必要があり、そのために、治療的介入（ストレッチ）前のベースラインの測定値と介入後の測定値、療法士が実施した他動的ストレッチまたは自宅でのケアプログラムの一環として患者自身が行う自動的ストレッチが用いられたか否かを記録する必要がある。

　主観的測定法（患者の感覚を患者が報告）または客観的測定法（療法士が観察）を用いることができる。最初に何を測定するかを特定する。ストレッチによって患者はよりリラックスするかまたは柔軟になるか否か、特定の活動に対処しやすくなるか否かを知りたい場合は、主観的な自己評価が適している。あるいは、ストレッチによって関節の可動域が改善したか否かを判断する必要があるのか。例えば、足関節の底屈筋のストレッチによって、背屈の減少した患者の可動域の改善が促されたか。手関節骨折後の患者の手関節の可動域がストレッチによって改善したか。これらの場合、角度計を用いることが適している。角度計は、理学療法士が関節角度の測定に一般的に用いる単純なツールである。他の客観的測定法としては、下肢伸展挙上テストやトーマステストが挙げられる。角度計の使用と人間の関節において正常とみなされる可動域に関する詳細については、『The Clinical Measurement of Joint Motion』（W.B. GreeneとJ.D. Heckman、American Academy of Orthopaedic Surgeons、1993年）を参照されたい。徒手筋力テストに関する従

来の説明については、『Muscles:Testing and Function』(F.P. Kendall、P. ProvanceおよびE.K. McCreary、Lippincott Williams & Wilkins、1993年)を参照されたい。

　選択する測定ツールは、治療の目標や求める転帰の測定法によって異なる。第1章に掲載したストレッチの理由を治療の目的として測定方法の案とともに表2.3に示す。本表に挙げるのは、用いることのできる測定ツールであり、用いなければならないツールではない。

ステップ8：ストレッチ・プランの策定

　治療の目的を明確にし、ストレッチ目標を設定し、用いるストレッチの種類を決定し、患者の禁忌を検討したら、今度は計画を作成する。ストレッチを実施し、必要な装置を配備し、測定を行う環境も特定する。準備の最終段階としては、ストレッチ目標を拡大し、以下の基本的な質問に答えることによってその拡大した目標を組み入れることが含まれる。

表2.3　ストレッチの効果の測定についての案

治療の目的	使用できる測定ツール
正常な筋機能の維持を助けるため。	筋機能に関連する特定のタスクを実施する能力の改善、筋が作用しているときの自己認識による動きの質など、態度や感覚に関する自己報告
筋緊張による疼痛の緩和を促すため。	疼痛の自己報告
筋の痙攣を止めるため。	疼痛の強度、痙攣エピソードの頻度および各エピソードの持続時間に関する、自己報告
関節可動域を維持または改善するため。	■ 角度計などの装置を用いた関節角度 ■ 筋の抵抗または関節の終端感覚の変化 ■ 正常な状態または他方の肢と比較する筋長テスト
筋の治癒を促すため。	組織生検(日常的な状況においては実用的ではないが、臨床試験に用いられる)
姿勢のアンバランスの矯正を助けるため。	ストレッチ前後の写真
瘢痕組織の形成を最小化させるため。	組織生検(日常的な状況においては実用的ではないが、臨床試験に用いられる)
リラクゼーションを促す、モチベーションを維持または向上させる、あるいは幸福感を刺激するなどの精神的な要因に作用するため。	不安感、ストレスまたは幸福感などの要因の自己報告測定

誰が計画するのか？
治療目標は何か？
用いる測定法は何か？
用いるストレッチの種類は？
どこでストレッチを実施するか？
いつストレッチを実施するか？
どのようにストレッチを実施するか？
時間尺度は？
その他

表2.4に2つのストレッチ・プランの例を挙げ、これらの質問にどのように答えればよいのかを示す。

表2.4 ストレッチ・プランの2つの例

	プラン1：病院にて
プランに関する質問	プランの回答
誰が計画するのか？	（人工）膝関節全置換術から回復中の70歳女性
治療目標は何か？	通常の退院要件により、右膝関節の屈曲が45度から90度に改善すること
用いる測定法は何か？	膝関節の屈曲と伸展を測定するための標準の角度計
用いるストレッチの種類は？	METプロトコルに従う大腿四頭筋の筋エネルギー・テクニック：大腿四頭筋の低度の等尺性収縮は、退院前に下肢を強化する追加のベネフィットがある。
どこでストレッチを実施するか？	患者の病室
いつストレッチを実施するか？	1日2回
どのようにストレッチを実施するか？	患者は背もたれのある椅子に座り、療法士は膝立ち位
時間尺度は？	7-10日以内に退院予定
その他	プログラムの適用前に医師の承認を得る。ストレッチの適用前に腫れを軽減する氷の使用を検討する。

続く

プラン2：自宅にて	
プランに関する質問	プランの回答
誰が計画するのか？	右脛骨骨折後の長期安静により腰の硬直がある30歳男性
治療目標は何か？	腰椎の硬直感を軽減する
用いる測定法は何か？	自己報告測定：患者が靴を履こうとするとき、靴下を履くとき、および、浴室で蛇口をひねるときに顕著な硬直
用いるストレッチの種類は？	3種類の腰椎の自動的ストレッチ（W、X、Y）は、治療記録に含めるストレッチの写真を示す。
どこでストレッチを実施するか？	自宅
いつストレッチを実施するか？	毎日
どのようにストレッチを実施するか？	背臥位、膝抱え（W） 座位、体幹屈曲（X） 立位、骨盤傾斜（Y）
時間尺度は？	硬直感が軽減されるまで
その他	なし

アルファベット（X、Y、Z）は、治療記録に含めるストレッチの写真を示す。

ステップ9：ストレッチの実施

　計画を作成したら、第1章の11ページの全般的な安全性の手引きを今一度確認し、選択したストレッチが安全かつ効果的であることを確信できれば、これらを実行に移す。

ステップ10：所見の再評価と文書化

　他のあらゆる治療法と同様、治療的介入の成功（または失敗）を文書化することが有用である。考案したストレッチ・プログラムは、治療目的を適える上で効果的であったか。そうでなければ、その原因は何か。患者を再評価し、所見をストレッチ前と比較する。

　最後に、再評価に基づいてそのストレッチ・プログラムを続行するか、改訂するか、あるいは、治療的介入としてストレッチを完全に中止するかを決定する。通常、リハビリテーションの過程の結果として患者は改善するが、患者が自動的ストレッチの実践に失敗していたり、ストレッチが禁忌となるような医学的状態の変化が起こっていたりする場合がある。患者が単にストレッチの習慣に飽きているために別のストレッチを導入する必要があることもある。

終わりに

　本書では、ストレッチ・プランを準備するときに検討すべき様々な事柄について意識付けするとともに、治療の目的、設定されるストレッチ目標、様々なストレッチ環境の長所と短所、および、ストレッチ・プログラムの有効性を測定する方法についての知識を提供した。次のパートでは、最も一般的に使用される形態のストレッチと、その長所および短所を紹介する。パートⅡの内容を用いて、患者に選択するストレッチ・プログラムの決定を知らせることができる。

問 題

1. 目標設定についてSMARTとは何の略か。
2. 本章であげた4種類のストレッチを挙げよ。
3. 高齢者を施術するとき、立位ではなく座位や臥位でストレッチを実施することが重要である理由を述べよ。
4. 角度計とは何か。
5. ストレッチ・プランの使用後、患者を再評価することが重要なのはなぜか。

（解答は166ページ）

パート 2

ストレッチの方法

軟部組織をストレッチする方法は多く存在し、本パートではそのいくつかを紹介する。パート3の大半のストレッチは、最も一般的に使用される自動的ストレッチと他動的ストレッチという2種類のストレッチで構成される。これら2つの形態のストレッチを第3章で説明し、それらを比較して長所・短所を明確にする。

　第4章では、人気のある最新の2つのストレッチ：筋エネルギー・テクニック（MET）と軟部組織リリース（STR）について紹介する。パート3にはMETとSTRはほとんど含まれないが、他動的ストレッチの大半では、METストレッチの開始肢位を形成する。基本的なMETプロトコルを読んだ上で、他動的ストレッチからMETストレッチへと展開してもよい。STRストレッチは、自動的・他動的ストレッチまたはMETと全く異なるストレッチ形態の例として含まれており、ストレッチを日常のマッサージに取り入れる場合に特に有用である。第3章と第4章の最後に、紹介した知識の理解を確かめる簡単な問題を掲載する。

自動的ストレッチ と他動的ストレッチ

　本章は、自動的ストレッチと他動的ストレッチの定義から始め、次に各長所と短所を大まかに説明する。2つを比較し、いずれかのストレッチ法を用いて第1章に挙げた筋骨格症状を有する患者のリハビリテーションに役立てたい療法士のためのヒントを提供する。

自動的ストレッチと他動的ストレッチの定義、長所および短所

　自動的ストレッチは、人が療法士やトレーナーなどの補助に頼らず自ら実施するストレッチである。これらは、ウォーミングアップやクーリングダウンの一環として、他人の手を借りず、エクササイズの前後に実施できるものである。リハビリテーション・プログラムの一環として、患者が病院や自宅で行えるよう理学療法士が提供するストレッチである。自動的ストレッチのプログラムを実行する責任はただ、実行する人にのみ存在する。

　自動プログラムに含まれるストレッチは、静的または動的である。静的ストレッチは最も安全であり、ストレッチの肢位を30秒以上維持するものである。このタイプのストレッチでは、患者は軟部組織がゆっくりと伸張できるよう、リラックスしてストレッチに臨む。動的ストレッチには、リズミカルな蹴り運動やゆれ運動が含まれ、ストレッチの肢位を維持するよりもそれぞれの動的運動によってストレッチの程度を大きくすることが目的である。他の形態のストレッチに比べて、動的ストレッチは高い損傷発症率に関連し、本書では触れていないが、武道など突然の激しい運動を要するスポーツで特に多い。動的ストレッチは、捻挫や挫傷などの筋骨格症状から回復中の患者のリハビリテーションや、筋の張り、筋痙攣または関節硬直を回復する必要のある患者には適していない。

　これに対し、他動的ストレッチは他者の補助を必要とする。この他者（通常はフィットネスの専門家や理学療法士、スポーツ・マッサージ師）は、患者と一緒に施術し、ストレッチを促進するよう患者の肢位を作ることに責任を有する。ストレッチのパートナーは患者がストレッチの肢位を取るのを助け、この肢位を30秒間維持させる。これが最もシンプルな他動的ストレッチであり、METなどの最新のストレッチの基礎となるため、学習に好都合である。

ストレッチの方法

　ボディワーカーは、ストレッチをリハビリテーション・プログラムに取り入れる機会に恵まれている。第5、6、7章の早わかり表で、使用できる様々なストレッチ肢位や、自動的か他動的かを確認できる。ストレッチが自身と患者の特定の治療目標の達成に役立つであろうことを確認した後、自動的ストレッチと他動的ストレッチのどちらを用いるか、あるいは両方を用いるかをどのように決定すればよいか。1つの方法は、それぞれの長所と短所を調べてみることである。

　自動的ストレッチの長所は、患者がほぼどこでも、療法士がその場にいなくても行えることである。日課のストレッチを行う時間も場所も、患者が完全にコントロールする。自宅でも病院でも同等に、プライバシーが守られる。他動的ストレッチが禁忌である捻挫および挫傷などの損傷のリハビリテーションの早期段階、または、組織が部分的に硬直していて、ストレッチを改善するために患者の体重を使って組織に負荷をかける場合に、特に有用である。短所の1つは、療法士がいない状態で患者が不適切な方法でストレッチを行ってしまう場合があることである。ストレッチの肢位が正しくない場合もあれば、効果を得るために必要な時間、ストレッチを持続しない場合もある。患者によっては、ストレッチ・プログラムを継続することに飽き、そうしたプログラムへの遵守状況が悪くなる場合もある。自動的ストレッチは場合によって適切ではない。例えば、健康上および安全面で監視を必要とする患者には適さず、補助なしでストレッチの肢位を取るまたは保持することが困難な患者には適さない。

　他動的ストレッチは、ストレッチされる人をリラックスさせ、軟部組織の伸張を大きく促すことができるという利点がある。比較的実施しやすく、患者が装置に頼るよりも、リハビリテーションのストレッチ・プログラムを完遂しやすいと思われる。スポーツチームの準備の一部として用いられるときは、面白味や多様性の要素も加わり、自動的ストレッチよりもやや広い場所が必要ではあるが、ほぼどこでも実施できる。短所は、ストレッチを促す人が、過剰なストレッチや軟部組織裂傷の可能性を防ぐため、患者に適応できることが必要なことである。このため患者はストレッチ・パートナーを信頼し、療法士やフィットネス専門家のアドバイスに従い、他動的ストレッチによって痛みが起こる場合は必ずその人に知らせる。他動的ストレッチの主な短所は、実施するに当たり療法士やトレーナーがその場にいなければならず、それが必ずしも可能ではなく、また、特定の費用が発生することである。

　これら2種類の基本的なストレッチの長所と短所を検討する機会を得たところで、これらのうちの1つあるいは両方をリハビリテーション・プログラムにどのように取り入れればよいか、そして、患者に与えるべきそれぞれのアドバイスや情報は、すでにお分かりいただけただろうか。次の2つのセクションでは、自動的ストレッチと他動的ストレッチの使用の指針を概説する。

自動的ストレッチと他動的ストレッチの比較

自動的ストレッチ

- 患者はストレッチ・パートナーを必要とせず自らストレッチできる。
- 費用がかからない。
- ストレッチの責任は患者にあり、患者が自身のリハビリテーションに専念する。
- プログラムを実行するモチベーションが患者に必要である。
- 自己管理の状況において自宅でのエクササイズの日課にバラエティを加えることで、患者の熱心さややる気が維持される。
- 患者がストレッチのやり方を誤解している場合があるため、失敗の可能性が高い。
- 患者にあまり多くのストレッチを提供するとプログラムの非遵守のリスクが高くなるため、実施されるストレッチの選択が制限される。
- 快適にまたは安全にストレッチの肢位を取れない状態の場合など、特定の患者は他動的ストレッチを受ける方が有効である。
- 本人が療法士でない限り、必要なストレッチの修正方法を知ることは難しい。
- ストレッチの効果を判断するために自己報告法を用いることができるが、客観的な測定を要する場合は療法士が必要である。
- ストレッチの肢位を保持するということは、患者がリラックスしづらくなるということであり、ストレッチのベネフィットを完全には享受できないことになる。

他動的ストレッチ

- 療法士またはストレッチのパートナーがその場にいなければならない。
- 費用がかかる場合が多い（療法士、フィットネス専門家またはコーチへの支払い）
- 多くの場合は患者がフィードバックするために参加しなければならないが、患者にではなく、療法士にストレッチの責任がある。
- ストレッチ・プログラムを実行する患者のモチベーションに依存しない。
- 一連のマッサージに容易に組み込めるため、マッサージの日課にバラエティを加えるために用いることができる。
- ほとんどの療法士がストレッチを正しく適用するため、失敗の可能性が少なくなる。
- 実行可能な膨大な数のストレッチを実施しなければならない場合が多い。
- 他動的ストレッチは特定のストレッチの肢位を取ることができない患者を治療する上で有用である。
- 療法士は必要に応じてストレッチを容易に修正できる。
- 療法士がその場にいることから、ストレッチの効果を記録するため客観的測定法を容易に用いることができる。
- 療法士が患者の四肢をストレッチの肢位に動かすのを補助し、軟部組織に優しい張りを与えるため、患者は他動的ストレッチを受けながら完全にリラックスできる。

自動的ストレッチ・プログラム 実施の指針

自動的ストレッチを患者に実施することを選択した場合、以下の指針が有用となる：

- 始めは、1、2種類の簡単なストレッチを選択する。簡単なストレッチを維持することが最善である。ストレッチ・プログラムが患者にとって容易であるほど、患者が遵守しやすい。
- これに対し、やる気のある患者、特に身体活動を取り戻したいと思っている患者は、積極的に実践を続けていくためにさらに多くの種類のストレッチを必要とする場合がある。
- 患者がストレッチにまだ慣れていなければ、患者に行ってもらいたいストレッチを実演する。
- 患者にストレッチを行ってもらう。ストレッチを行う様子を観察し、必要な調整を行う。例えば、立位で行うストレッチを実施できないようであれば、座位でのストレッチを代わりに用いることを検討する。
- 各ストレッチの図解を患者に提供する。ストレッチの行い方、いつ行うか、ストレッチの肢位をどれくらい維持するかを分かりやすく文書で示す。特定的であること。例：「ストレッチAを左右両側、朝と昼毎日行い、各ストレッチにつき45秒間保持する。」
- 安全面でのアドバイスを行う。例えば、「痛みの及ばない範囲で」の意味を患者に確実に理解させる。これは、損傷の亜急性期にある患者にストレッチを提供する際は特に重要である。
- 「痛みなくして得るものなし」という誤った方法をやめさせるよう積極的に努める。
- 必要に応じてストレッチを修正し、場合によっては妥協する。例えば、ふくらはぎの筋のストレッチは患者が裸足の状態で行う方が効果的だが、高齢患者の場合、履物を脱ぎ着させるのは不都合なことがある。
- 患者を次回診るとき、どのようにストレッチを行っていたかをみせてもらう。正しく行えているか。何か問題はあったか。ストレッチの効果が認められたか。所見を記録する。
- 患者が自身の経過を記録できるよう、ストレッチ日誌を配布する。ストレッチ日誌の例を39ページに掲載する。これは、患者が各日に印をつけることで実施したストレッチを記録できる便利な方法である。患者がどのように感じたか、観察された詳しい改善（痛みの軽減など）、能力の改善（背中に手を伸ばしてブラジャーのホックを留められたなど）、経験した困難（ストレッチ中にバランスを失い、ストレッチの肢位を取ったり肢位から身体を戻したりするのが困難など）、その他患者が関連すると思うことなどを記録できるコメント欄を含めておくとよい。
- 患者の遵守の可能性を高めるため、3、4日または1週間に1度、患者に提供するストレッチを変える。
- 提供したストレッチが治療の目標に適っているか否かを必ず確認する。

シンプルなストレッチ日誌

	月	火	水	木	金	土	日

ストレッチ A

毎日実施。

最終肢位を45秒間保持

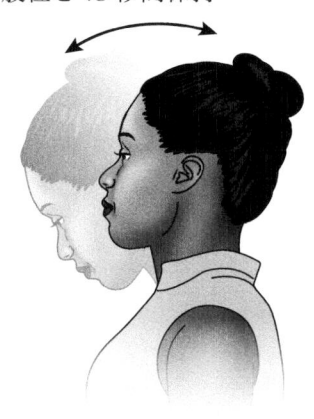

ストレッチ B

毎日実施(両側)。

ストレッチの肢位を45秒間保持

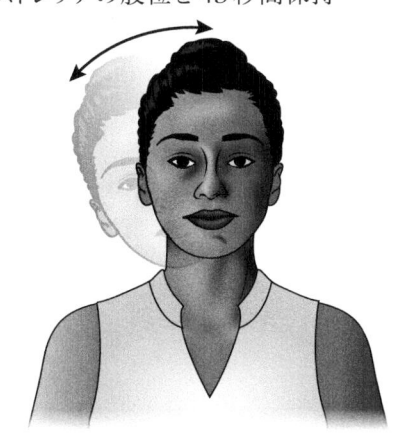

コメント

©『治療効果をあげるための自動的・他動的ストレッチ』(ガイアブックス)

他動的ストレッチの適用の指針

　自動的ストレッチ・プログラムと併用で、あるいは、単独のストレッチ・プログラムとしてのいずれかに関わらず、他動的ストレッチを使用したい場合、次の基本的な指針に従うことにより、有効かつ安全に施術することにつながる：

- 必ず、患者に快適な肢位で始める。
- 何を行っているかを説明し、患者が行うべきことがあれば、分かりやすく指示する。
- 患者に通常通りの呼吸を促す。患者によっては、他人にストレッチされる不安のため、息を凝らしてしまう場合がある。呼吸を用いることによりストレッチを強化することができるが、これには練習が必要であり、療法士と患者が互いに信頼して初めて適用できる。それまでは、ストレッチの間に息を止めないよう患者に促す。
- 患者が不快感や痛みを覚える場合はすぐに伝えるよう患者に促し、患者がそれを伝えたときはすぐにストレッチをやめる。患者がどのように感じているかは、患者の報告に完全に依存している。もちろん、痛むとき自然と起こる筋緊張の増大を感じ取る場合もあるが、筋の緊張を増大させるような方法で力強くストレッチを行ってはいけない。
- ストレッチを強化するため患者の四肢をつかむ必要がある場合は、つかむ手の位置に注意を払う。例えば、大腿内部のあまり高い位置や胸のすぐ近くに手を置かないよう注意する。
- 患者が軽度の抵抗を覚える地点でストレッチする四肢を持ち、その肢位で保持する。組織の緊張が和らいだら、そのストレッチ肢位にさらに四肢を動かして、できるだけ早くストレッチへの障壁を感じられるよう、その肢位を保持する。過度の硬直を訴える患者に施術するときも、この方法で行う。
- 時間をかける。患者に快適なストレッチを経験させ、関節可動域を改善することが目的であるとき、改善の遅さに焦ることが考えられる。大半の療法士が、時間が限られていたり、数日間しかその患者を施術する機会がなかったりする場合は特に、できるだけ大きな改善を得たいと考える。だが、ストレッチを急いで行おうとしないこと。組織を伸張しようとするには、ストレッチは少しずつ多くの回数で行う方が望ましい。
- 次に挙げるシンプルな他動的ストレッチ・プロトコルに従う。
    1　禁忌がなく患者に快適な肢位であることを前提としたとき、自然な抵抗地点がどこかを患者に示してもらいながら、ストレッチの部位を取る。
    2　患者に正常な呼吸を促しながら、その肢位で最低30秒間組織を保持する。
    3　ストレッチの患者肢位から患者が身体を戻すのを手助けするかあるいは優しくストレッチを増し、ステップ1と2を繰り返す。

終わりに

　患者に最も適切だと思われる形態のストレッチを特定したら、各身体部位に用いる多くのストレッチを説明するパート3の各章に進む。例えば、下肢に問題のある患者を治療する場合は、第5章に進む。上肢のストレッチを要する患者については、第6章を参照する。また、頸部や背部に問題がある患者を治療するときは第7章を見る。各章の始めに、第1章に挙げた関連する筋骨格症状すべてについて、章内での自動的ストレッチと他動的ストレッチの掲載箇所を示す表を掲載する。さらに、一般的に用いられる最新のストレッチ、STRとMETの説明については、第4章を参照されたい。

問 題

1. 自動的ストレッチを定義せよ。
2. 他動的ストレッチを定義せよ。
3. 初めて患者を施術するとき、自動的ストレッチを適用する場合に1、2種類の簡単な方法だけを提供することが重要なのはなぜか。
4. 自動的ストレッチと他動的ストレッチの両方とも、最低何秒以上保持するべきか。
5. 患者の四肢に他動的ストレッチを適用するとき、ストレッチの肢位を保持する前に患者の四肢を持つ位置をどのように知ればよいか。

（解答は166ページ）

最新の
ストレッチ

　本書のパート3では、自動的ストレッチと他動的ストレッチを主に紹介した。しかし、最新式の2種のストレッチ、筋エネルギー・テクニック（MET）および軟部組織リリース（STR）も本書で扱う筋骨格症状の一部を治療するときに有用であり、見当することが得策である。ごく基本的に、METは損傷後のリハビリテーションの早期段階にある患者を施術するときに役立つのに対し、STRは筋の慢性的な張りを有する患者に適している。本章の目的は、METおよびSTRの実施に関する詳しい情報を提供することではなく、自動的・他動的ストレッチが使用できる上で、他にも有用なテクニックがあることを知ってもらうことにある。本章では、これら2つのテクニックを概説する。

筋エネルギー・テクニック（MET）

　簡単にMETとして一般に知られている筋エネルギー・テクニックは、スポーツ・マッサージ師、スポーツトレーナー、オステオパス、並びに、一部の理学療法士、カイロプラクターおよびフィットネス専門家の間に一般的に用いられている形態のストレッチである。このテクニックの標準化された定義はなく、他者（療法士）によって及ぼされた抵抗力に対する患者の筋の自動収縮が関係している。1950年代後半から1960年代前半にかけてオステオパシーのテクニックとして始まり、今日ではこのストレッチのバリエーションや適用法が多数存在する。

　METは短縮しがちな姿勢筋を伸張するのに特に有用であると考えられている。理論的に、療法士が及ぼした抵抗に対して患者が行う自動収縮は等尺性収縮であるため、筋の伸張を助ける。また、ある筋群の収縮によって対立する筋群の緊張が減少するため、METは痙攣を治めるのに有効である。ストレッチの前に筋を収縮するときに患者が用いる力の程度については議論が分かれるところだが、出せる最大の力の25パーセントを超えない小さい収縮が推奨されている。損傷後のリハビリテーションの早期段階に用いるテクニックではこれが特に重要であり、わずか5パーセント程度が最も適している。METは拍動を用いる場合があり（pulsed METと呼ばれる）、局所性浮腫を軽減するとして推奨されている。METはこのため、以下の状況において用いられる。

ストレッチの方法

- 筋(特に相性筋ではなく姿勢筋と思われる筋)をストレッチする。
- 筋力を強化する。
- 筋を弛緩する。痙攣した筋の治療には特に有効。
- 正しい筋機能の回復を助ける。
- 局所性浮腫を軽減する。

このテクニックの短所は、多くの方法で用いられるため、それぞれの方法をどこでどう使うかについて学ばなければならないことである。詳しくは、『Muscle Energy Techniques』(L. Chaitow、Churchill Livingstone、2001年)を参照されたい。同書には、基本的なMETテクニックの8種類のバリエーションと、それらをいつどのように使用するかが紹介されており、本書に示す基本のMETプロトコルは同書を参考とさせていただいた。『Facilitated Stratching』(E. McAteeとJ. Charland、Human Kinetics、1999年)もMETストレッチを実践するための開始肢位について解説した良書である。

基本のMETプロトコル

基本のMETプロトコルを以下に示す。

1. 療法士と患者の両者にとって快適となるよう、患者の肢位を決める。筋を手に取り、療法士と患者の両者が「患者の組織をさらに伸ばすと抵抗が増す」と感じる地点である抵抗バリアまでストレッチする。このバリアが、ストレッチを開始する地点である。患者に、わずかなストレッチでも感知できるこのバリアに到達したらすぐに知らせるよう伝える。完全にこの手順に従うことで痛みが及ばなくなる。
2. 患者に、最大25%の筋力で筋を収縮(患者が軽いストレッチだと感じられる収縮)するよう患者に指示した一方で、この収縮に抵抗をかける。ストレッチされた身体部位を静止姿勢で維持することで、ストレッチさせたい筋の等尺性収縮が起こる。抵抗に対する収縮の程度を決めるのは、他でもない患者自身であることが重要である。すなわち、患者が療法士の力に対して抵抗するのではなく、療法士が患者の力に対して抵抗をかけるべきである。また、リハビリテーションの一環として用いられる際には、最大の力のうちせいぜい5%までのごく少ない力での収縮を行うよう患者に指示すること。
3. 患者に弛緩するよう指示してから約10秒たった後、そこから3-5秒以内に、新しいバリアの地点を探して身体部位を優しくさらにストレッチする。この姿勢を数秒間維持した後、この手順を2回以上繰り返す。

療法士が10秒以上収縮するよう患者に指示したり、数秒間待ってからストレッチしたりするのをみかけることがある。多くの療法士は、最終のストレッチ姿勢で患者の四肢を維持して、軟部組織の優しい弛緩を促す。METストレッチには多くの要素があるので、ぜひ試して自分に合った方法を探してみることをお勧めする。

METを始めるために

MET を簡潔に説明する理由の1つは、第5、6、7章に示す他動的ストレッチの例がすべて、以下に示す基本のMETプロトコルを適用するときの開始肢位だからである。例えば、このプロトコルを用いて基本のMETをふくらはぎに適用したい場合、以下の手順で行う。

1 以下のように、患者にいずれかの他動的ストレッチの肢位をとらせて始める。
2 患者に、25％の力を使ってかかとを療法士の大腿部（a）または手（b）に押し付けるよう患者に指示し、足関節を底屈させてふくらはぎの筋を等尺性収縮させる。
3 この収縮に10秒間抵抗をかける。その後、患者に筋を弛緩させ、次の3-5秒以内に患者の足部と足関節を背屈して、新たな抵抗バリアに到達させる。

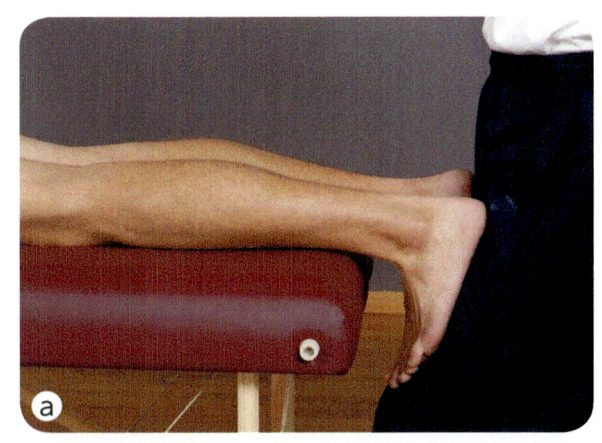

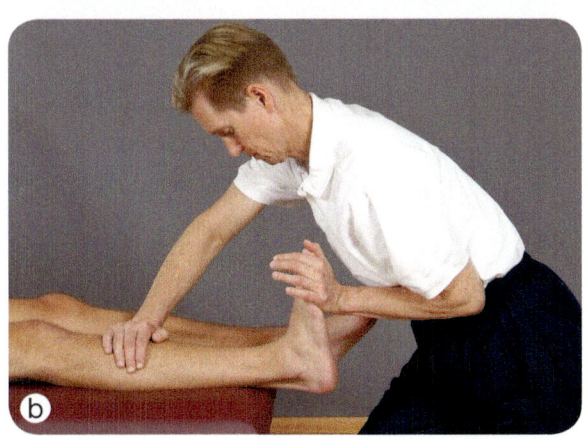

軟部組織リリース（STR）

　軟部組織リリースは、METとは全く異なるテクニックである。この形態のストレッチでは、最初に、ストレッチする筋を（伸張するのではなく）短縮した後、筋をストレッチする前に筋の起始部へと筋を近づけて他動的に短縮させて「ロック」（固定）し、筋を他動的に伸張するまでこのロックを維持する。このロックを筋の遠位付着部へと近づけるほど、各運動によって伸張できる筋量が減るため、筋の特定の部位にストレッチを限定することができ、慢性的な筋の張りを持つ患者を施術するときにも有用となる。

　STRの長所を以下に示す。
- 圧とストレッチにより、軟部組織の伸張を促し、ROMを増大させると考えられている。
- 自動でも他動でも実施される（すべてのSTRストレッチが自動でできるわけではない）。
- 自動で実施されるときに唯一必要な道具はテニスボールである。
- マッサージの手順への組入れが容易であるため（さらに服の上からも実施できることから）、患者のリハビリテーションまたは維持プログラムの一環としてマッサージが適応されるときに有用である。
- トリガーポイントの不活性化を促すために使用できる（この場合、トリガーポイントの上にロックがかけられる）。

　STRの短所を以下に示す。
- 療法士がいくつかの形態でのテクニックを学ぶ必要がある。
- すべての患者に用いることはできない（打撲しやすい患者や皮膚の弱い患者などには不向き）。
- あまりに力強く用いられる場合、患者によっては遅発性筋痛のような痛みを経験する。

基本のSTRプロトコル

　基本のSTRプロトコルを以下に示す。

1. ストレッチする筋を短縮する。これは、自動的でも他動的でもよい。
2. 筋の起始部に近い地点を選択し、母指、握り拳、前腕または肘を用いて、ストレッチしたい組織を固定する（固定（ロック）の仕方によって異なる効果が及ぼされる）。
3. このロックを維持しながら、この筋を自動的ストレッチまたは他動的ストレッチする。

　これが実際にどのように施術されるかについては、次のセクションを参照されたい。

STRを始めるために

　ここでもふくらはぎの筋を例として、STRについてMETと比較して述べる。

1. ふくらはぎの筋を短縮する。ふくらはぎの場合、a のように、患者の足と足関節をマッサージベッドから出すことで、足関節を自然と底屈状態にして休ませることができ、ふくらはぎの筋は短縮した肢位になる。

最新のストレッチ

2. ふくらはぎを起始部の近くでロックする（膝関節は避ける）（b）。
3. このロックを維持しながら、療法士の大腿部を使って患者のふくらはぎの組織を優しくストレッチする（c）。

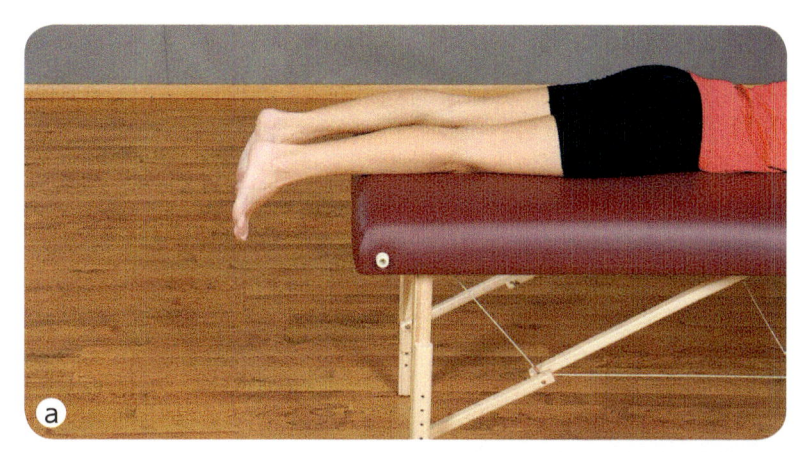

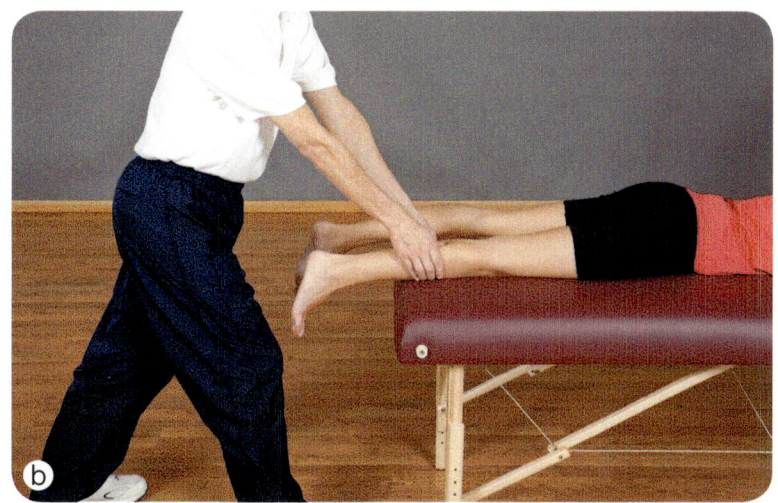

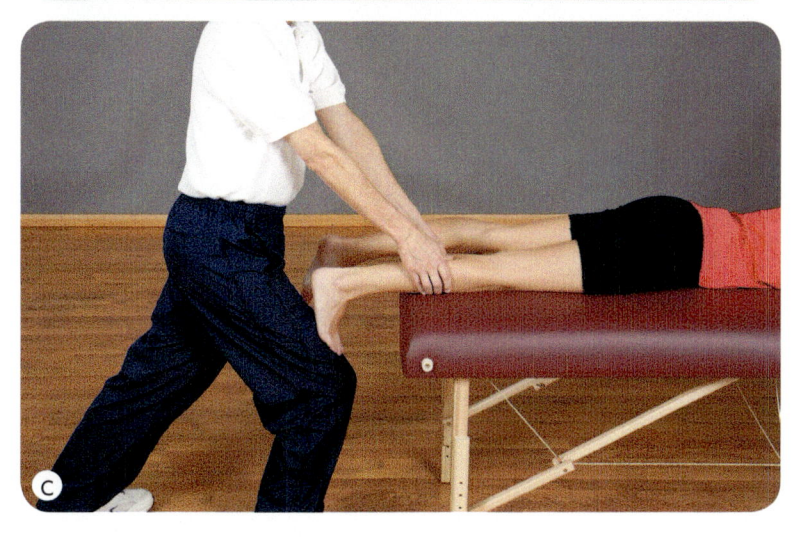

STRは、患者が関節を完全な可動域で使えないとき（損傷のため）や、逆に患者の終端域までストレッチすることが望ましくない過剰運動の認められる患者を施術するときに便利なストレッチである。また、肉眼的な自動的ストレッチではストレッチできないような、筋内部の線維組織を対象部位とする場合にも有用である。詳しくは、『Soft Tissue Release』（J. Johnson、Human Kinetics、2009年）を参照されたい。

終わりに

異なる2つの形態のストレッチを知り、パート3のすべての他動的ストレッチがMETストレッチを行う開始肢位となることを学べば、本章に示したシンプルなMETプロトコルを実践してみたいと思われたかもしれない。覚えておくのはよいことだが、他のあらゆるストレッチと同様、METとSTRのいずれも、最も効果的なストレッチ・プロトコルを確立するために更なる研究が必要である。

問 題

1. METストレッチの開始前に筋を自動収縮するとき、どの程度の力を用いるよう患者に指示するべきか。
2. METストレッチの開始肢位として本書に示した説明と図を用いたい場合、自動的ストレッチまたは他動的ストレッチのいずれを選択するか。
3. STRとMETはどのような違いがあるか。
4. STRを実施するとき、組織をどのように「ロック」するか。
5. METとSTRに関する詳しい情報を得られる書籍を3冊挙げよ。

（解答は166ページ）

パート3

ストレッチの実践

　パート3では、第1章で挙げた筋骨格症状を有する患者を治療するときに用いる自動的ストレッチと他動的ストレッチの写真と説明を掲載する。パート3は、第5章（下肢のストレッチ）、第6章（上肢のストレッチ）および第7章（体幹のストレッチ）の3つの章で構成する。各章の始めに、ストレッチを行う症状を、自動的ストレッチまたは他動的ストレッチでグループ分けした一覧表を示す。自動的ストレッチを最初に記載するよう統一する。これは、自動的ストレッチを最初に用いるべきであることを意味しているわけではないが、亜急性損傷を持つ患者を治療するときは自動的ストレッチが最も安全である。

　ストレッチは適切性や利便性を基に選択されており、効果的と思われる多様なストレッチについてのアイデアをともに記載する。これらの章を読むことで、自宅ケアのプログラムの一部として自動的ストレッチを患者に処方したり、治療の一環として他動的ストレッチを実施したりするためのヒントが得られるだろう。ここで取り上げた他動的ストレッチを実施する機会に恵まれたらおそらく、自分の興味を引く方法や逆に全く興味を持てない方法が見つかることで、自分の好みが分かる。必要に合わせてこれらを適用し、患者のニーズにより適切と思われる他のストレッチを開拓していく。

下肢のストレッチ

　本章では、一般的に下肢に及ぼされる症状を治療するための57種のストレッチ(自動33種、他動24種)を取り上げる。取り上げるストレッチを表5.1に示す。この表では、足関節捻挫や鼠径部の挫傷などの損傷、並びに、ふくらはぎおよびハムストリングスの慢性的な張りなどの長期症状を有する患者のリハビリテーションに役立つストレッチを探すことができる。また、足関節の骨折などの重篤な症状の後や膝関節の術後のストレッチの使用についての情報も提供する。

　注意：病状ごとに本表に挙げたストレッチは、使用できるあるいは使用しなければならない、唯一のストレッチではない。各セクションの中で、ストレッチの修正や本章の他の部分に示されるストレッチを含む推奨についてのヒントが多く示されている。各病状に用いることができるその他のストレッチについては、表5.1に斜体で示す。表中の数字(5.1、5.2など)はストレッチを説明する図の番号である。

表5.1　下肢のストレッチ

足部と足関節	自動的	他動的
足関節捻挫：急性	推奨せず	推奨せず
足関節捻挫：亜急性	5.1、54ページ 5.2、55ページ *5.17、62ページ*	推奨せず
アキレス腱障害：急性	推奨せず	推奨せず
アキレス腱障害：亜急性または慢性	5.3、56ページ 5.4、56ページ	5.5、57ページ 5.6、57ページ *5.14、61ページ*
足関節骨折：急性	推奨せず	推奨せず

続く

続き

	自動的	他動的
足部と足関節		
足関節骨折：亜急性	医師の許可を得て亜急性の足関節捻挫と同様に治療 *5.1、54ページ* *5.2、55ページ* *5.17、62ページ*	推奨せず
足関節硬直	*5.7、59ページ* *5.8、59ページ* *5.9、59ページ* *5.10、60ページ* *5.11、60ページ* *5.12、60ページ* *5.13、61ページ* *5.3、56ページ* *5.4、56ページ*	*5.14、61ページ* *5.15、61ページ* *5.16、61ページ* *5.5、57ページ* *5.6、57ページ* *5.20、62ページ*
足底筋膜炎	*5.17、62ページ* *5.18、62ページ* *5.19、62ページ* *5.7、59ページ* *5.8、59ページ* *5.10、60ページ* *5.11、60ページ* *5.12、60ページ*	*5.20、62ページ* *5.5、57ページ* *5.6、57ページ*
膝関節と下腿部		
ふくらはぎの筋挫傷：急性	推奨せず	推奨せず
ふくらはぎの筋挫傷：亜急性	亜急性の足関節捻挫と同様に治療 *5.7、59ページ* *5.11、60ページ* *5.12、60ページ*	推奨せず
シンスプリント	*5.9、59ページ*	*5.21、64ページ* *5.22、64ページ*
ふくらはぎの筋の張り	*5.11、60ページ* *5.12、60ページ* *5.3、56ページ* *5.4、56ページ*	*5.23、65ページ* *5.5、57ページ* *5.6、57ページ* *5.14、61ページ*
ふくらはぎの筋痙攣	*5.7、59ページ* *5.3、56ページ* *5.8、59ページ* *5.10、60ページ* *5.11、60ページ* *5.12、60ページ*	*5.5、57ページ* *5.6、57ページ* *5.14、61ページ*
膝関節の骨関節炎	*5.24、67ページ* 水中での下肢ストレッチも有用	*5.25、67ページ* *5.24、67ページ*

	自動的	他動的
膝関節と下腿部		
膝関節手術後	医師の許可を得て 5.26、68ページ *5.24、67ページ*	5.27、68ページ
股関節と大腿部		
ハムストリングスの筋挫傷：急性	推奨せず	推奨せず
ハムストリングスの筋挫傷：亜急性	5.7、59ページ 5.10、60ページ 5.26、68ページ	推奨せず
ハムストリングスの張り	5.28、70ページ 5.29、71ページ 5.30、71ページ 5.31、71ページ *5.7、59ページ* *5.10、60ページ* *5.26、68ページ* *5.11、60ページ*	5.32、72ページ 5.33、72ページ 5.34、72ページ
ハムストリングスの痙攣	5.3、56ページ *5.7、59ページ* *5.10、60ページ* *5.11、60ページ* *5.12、60ページ*	5.35、73ページ 5.36、74ページ
鼠径部挫傷：急性	推奨せず	推奨せず
鼠径部挫傷：亜急性	5.37、75ページ 5.38、75ページ 5.39、75ページ	推奨せず
内転筋の張り	5.40、76ページ 5.41、76ページ *5.37、75ページ* *5.38、75ページ* *5.39、75ページ*	5.42、77ページ 5.43、77ページ
大腿四頭筋の張り	5.44、78ページ 5.45、78ページ	5.46、79ページ 5.47、79ページ
股関節屈筋の張り	5.48、80ページ 5.49、80ページ 5.50、81ページ	5.51、81ページ 5.52、81ページ
腸脛靱帯摩擦症候群（ランナー膝）	5.53、82ページ 5.55、83ページ 5.56、83ページ	5.54、82ページ *5.57、84ページ*
梨状筋症候群	5.55、83ページ 5.56、83ページ	5.57、84ページ

足部と足関節

足関節捻挫

　足関節捻挫は足関節の外側または内側のいずれかの靭帯に起こる挫傷および断裂であり、場合によっては関節包の前部にも損傷が及ぶ。捻挫のうちもっともよくみられる内反捻挫では、外側靭帯が損傷する。多くはみられないのが外反捻挫で、この場合は足関節の外側が断裂する。重篤な内反捻挫では、短腓骨筋が内反によって挫傷することで第5中足骨の剥離骨折が起こる場合がある。重度の外反捻挫の場合、足の鋭い外反によって骨端に強く圧力がかかるかまたは打ちつけられるときに腓骨の遠位端が損傷することがある。

急 性
　急性の足関節捻挫にはすべての形態のストレッチが禁忌である。

亜急性
　線維性癒着が起こりにくい方法で行えばコラーゲン線維を再整列させることができるため、注意しつつ、優しいストレッチ・プログラムをむしろ早い時期に開始することが重要である。ただし安全性のため、自動的ストレッチのみ行い、体重はかけず、痛みを及ぼさない範囲内で行う。

自動的ストレッチ
　図5.1は足関節捻挫のリハビリテーションにおいてもっとも有効な肢位を示す。この肢位で自動的ストレッチを実施する。図5.2は、回復すべき足関節の4つの運動（背屈、底屈、外反および内反）。

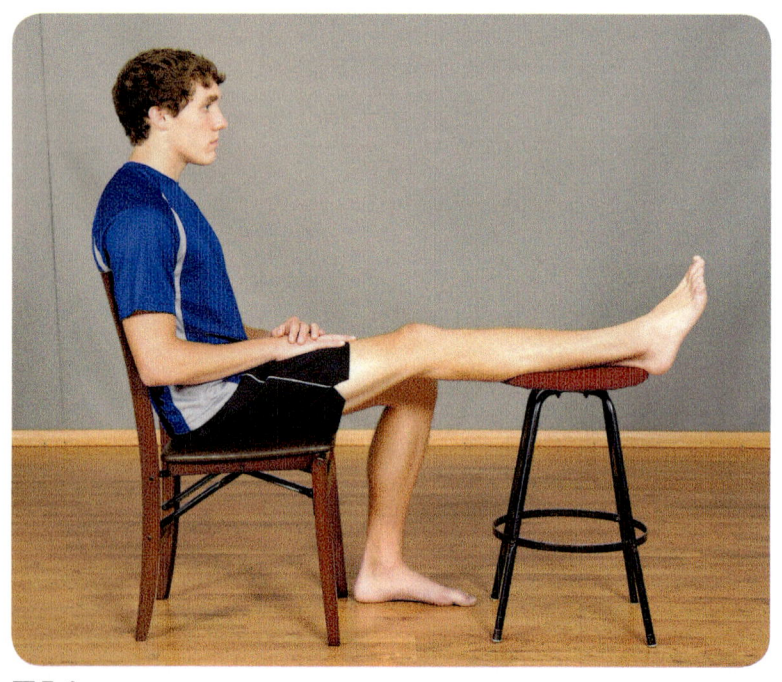

図5.1

足部と足関節

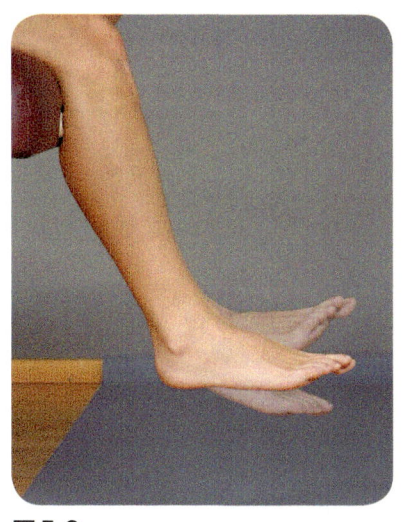

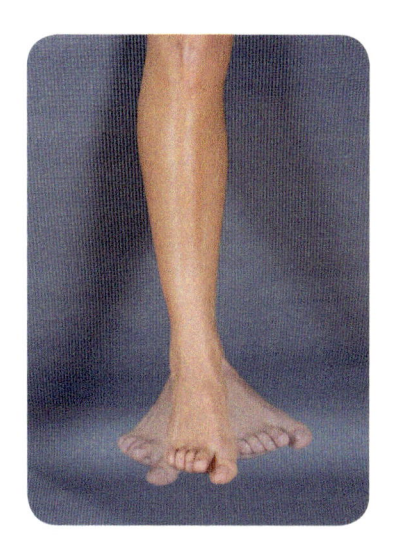

図5.2

　治療の目的は、患者の足関節の可動域を維持する（および後に改善させる）ことである。図5.1のとおり、拳上した足を優しく背屈および底屈する。必ず、痛みの及ばない範囲内で行うこと。その後、内反と外反の運動を行う。静止時、足関節は自然に底屈の状態になっているため、背屈と底屈をまず行う。足が底屈されたままだと、足関節の後部が硬直し、脚部の後方コンパートメントの筋が短縮する。また、背屈と底屈はもっとも簡単にできる足関節運動である。外反と内反の運動は、大半の患者にとって行うのが難しいが、関節の可動域の回復を促すため、リハビリテーションのいずれかの段階で取り入れることが重要である。

ヒント　つま先、中でも屈筋のストレッチを取り入れることが重要である（図5.17を参照）。これらの筋の長い腱が足関節を交差しており、足関節の関節可動域に影響するためである。

　損傷が治癒したら、患者はふくらはぎの優しいストレッチへと進む（図5.8および5.9を参照）。リハビリテーション・プログラムの一環としてストレッチを取り入れない場合、患者は軟部組織が短縮して他の組織に癒着し、足関節の硬直を起こす可能性がある。

55

足部と足関節

アキレス腱障害

　荷重を避ける足関節捻挫の治療とは異なり、ここでは、亜急性と慢性の腱障害であれば荷重をしても安全であり、腱がごく強い力に対して耐えられるようになるに従って、荷重が有用となりうる。

急 性

　過用損傷は、炎症がみられる場合または強い痛みを有する場合、急性と呼ばれる。急性期は自動的ストレッチと他動的ストレッチのいずれも禁忌である。

亜急性

　亜急性期は急性期と異なり、痛みと炎症（ある場合）の両方が残ってはいても緩和されている。損傷は反復運動によって悪化することが多いので、エクササイズは制限される。

自動的ストレッチ

　図5.3は、手すりで支えながらステップや階段で容易に実施できる便利なストレッチを示す。この肢位では、ふくらはぎの筋に伸張性の負荷がかかり、一部の療法士にはこれが効果的だと考えられている。

　うずくまった状態でのヒラメ筋のストレッチ（図5.4）も有用で、体重を用いて、ヒラメ筋と同時に比較的丈夫な腱のストレッチを促す。

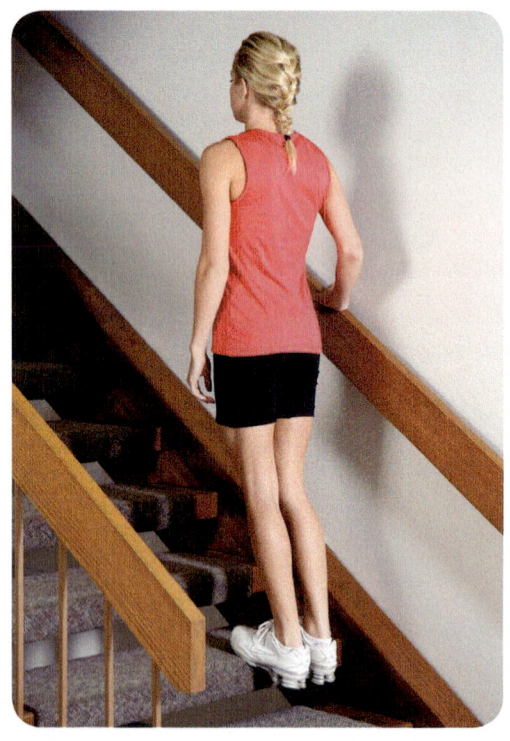

図5.3

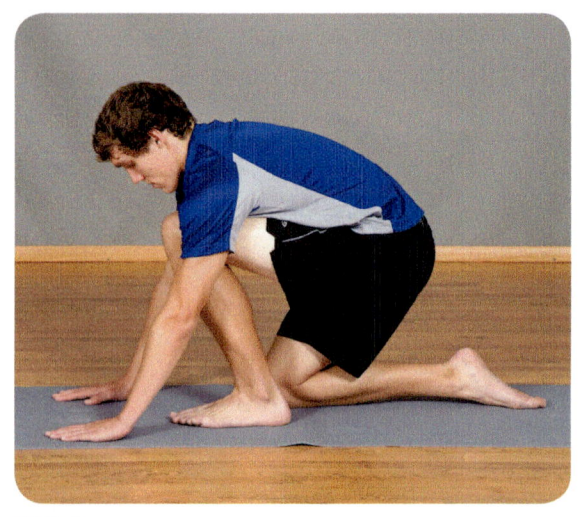

図5.4

足部と足関節

他動的ストレッチ

腹臥位で行う腓腹筋（図5.5）とヒラメ筋（図5.6）の他動的ストレッチは、丈夫な腱をストレッチする効果的な方法である。図5.5では、療法士が大腿部を用いて足関節の背屈を増している。手を用いてこれを行うには相当な力が必要となる。図5.6のストレッチでは、ヒラメ筋のストレッチが強化されるが、腹臥位ができない患者やストレッチする脚の膝関節に問題がある患者には不向きである（ご覧の通り、このストレッチは膝に強い圧迫がかかる）。

その他に役立つストレッチは、背臥位で足関節を他動的に背屈することである（図5.14を参照）。だが、ストレッチを及ぼすために必要な力を腹臥位で患者に適用する方が難しいため、強靭で身体活動の活発な患者にはこれらのストレッチは効果が低い。

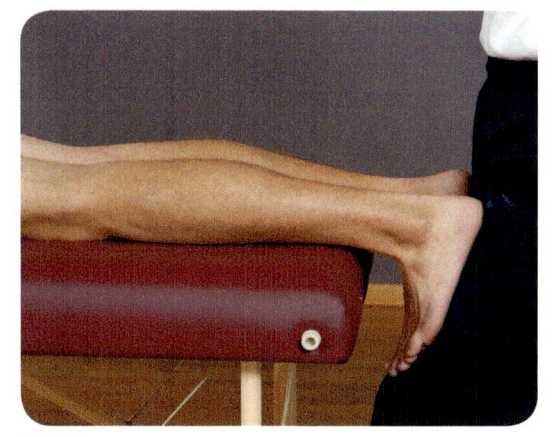

図5.5

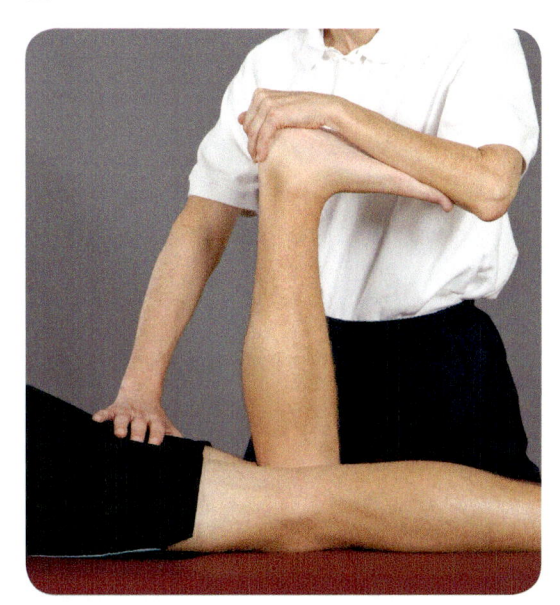

図5.6

足部と足関節

足関節骨折

　足関節骨折は急性損傷であり、通常は外傷性で、急激な痛みと腫脹を伴う。脛骨と腓骨の遠位端、あるいは、足関節の距骨が折れる。通常は関節の靭帯に損傷がある。

急 性
　足関節骨折の急性期のストレッチは禁忌である。

亜急性
　亜急性期は、痛みと腫れは軽減するが、足関節の治癒には程遠いので注意を要する。

自動的ストレッチ
　合併症がなく医師の許可を得た場合は、可動域を改善するための優しい自動運動が役に立つ。足関節が固定されている場合（ギプスや副木など）は、運動ができるとは限らない。だが、運動が可能であれば、亜急性期捻挫と同様に扱う（54ページ）。自動的関節可動域ストレッチ（図5.2を参照）を実施するよう、ただし荷重ストレッチは避けるよう患者に助言する。

　足関節の固定により足とつま先の骨が動かしにくくなるため、図5.17のようなストレッチが役立つことを提案する。

> **ヒント**　足関節の優しい運動を実行する許可を医師から得ていても、患者が再損傷につながることを恐れてためらう場合が多い。骨折が治癒した後、足関節の硬直を治めるストレッチについて知りたい場合は次のセクションを参照されたい。

他動的ストレッチ
　他動的ストレッチは足関節骨折には推奨されない。

足部と足関節

足関節硬直

　多くの人が足関節硬直に悩まされる。この症状は、座位で生活したり、手術のため下肢を直接固定したりする結果起こる。ほとんどあるいはまったく治療的介入されなかった過去の損傷の結果、硬直を訴える患者もいる。機能は回復しているのだが、可動域の制限が残っているのである。

自動的ストレッチ

　自動的ストレッチは、患者が体重を使って組織のストレッチを促進することができるため、有用である。バランス不良の患者や下肢に体重をかけられない患者の場合、ふくらはぎ（図5.7）とヒラメ筋（図5.8）のストレッチには優しい背屈が役立ち、脛骨筋前部と足関節の前部のストレッチには底屈（図5.9）が役立つ。これらのストレッチを一緒に行うと、足関節の可動域の維持に役立つ。

　図5.7で患者がハムストリングスを含む大腿後部の組織もストレッチしている点に注意する。この肢位は、高齢者や座位で生活する人には快適ではない可能性がある。その場合、患者を椅子に座らせて背屈を行わせるだけでよい。図5.7のストレッチの利点の1つは、背屈筋が作用するため、底屈筋の弛緩とストレッチが抑制されることである。

図5.7

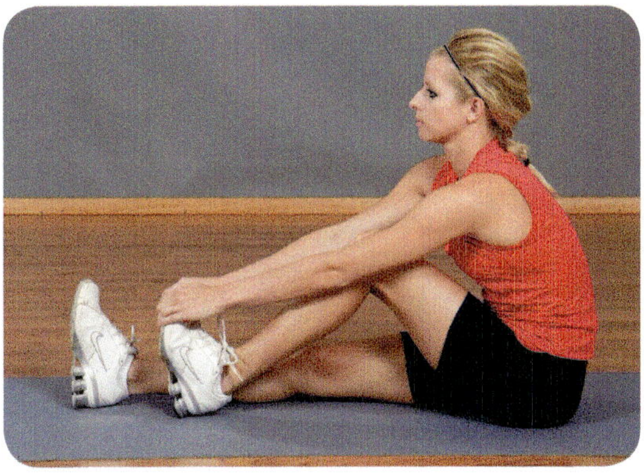

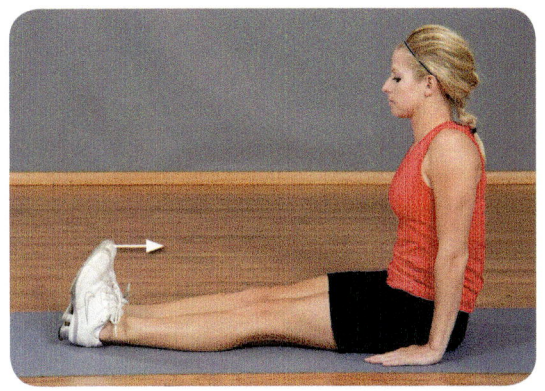

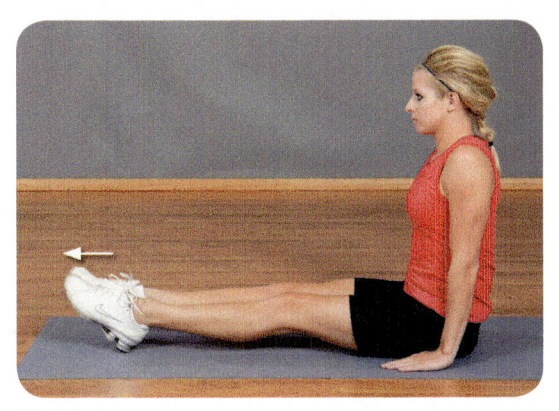

図5.8

図5.9

足部と足関節

　図5.8のようにつま先に手が届かない患者もいる（妊婦や、太り過ぎの人、ハムストリングスが過度に張った人、腰が硬い人など）。その場合は、代わりにタオルをつま先にかけて用いるとよい（図5.10）。

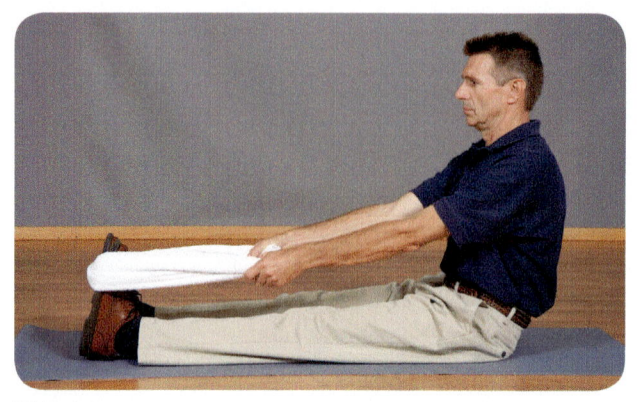

図5.10

　図5.11と5.12は立位でのふくらはぎのストレッチである。ストレッチを行うときに膝関節をわずかに屈曲すると、ヒラメ筋のストレッチが強化される。このストレッチが簡単だと思われる患者は、図5.3と5.4のストレッチにも挑戦できる。これらのストレッチではヒラメ筋とアキレス腱により大きな張力がかかる。

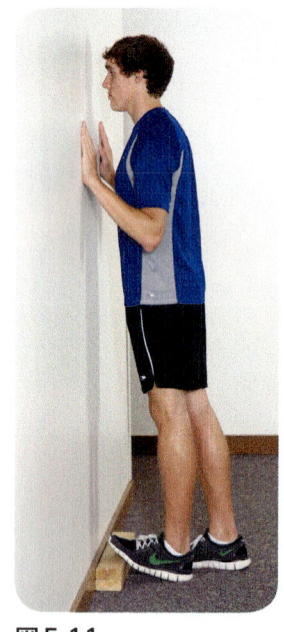

図5.11　　　　図5.12

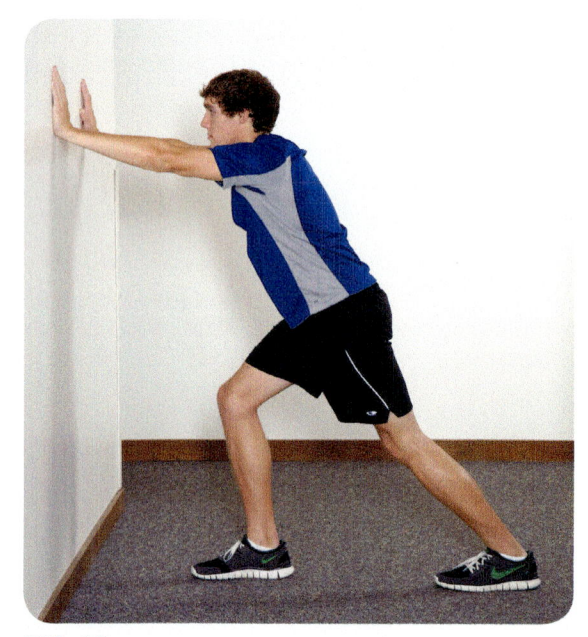

足部と足関節

　足の外側にタオルを敷いて（図5.13）立つだけで、（内反筋のストレッチにより）外反の運動が強化される。

他動的ストレッチ

　他動的ストレッチは患者が一定期間体重をかけられずバランス感覚を損なっているときに有用である。背臥位での背屈（図5.14）と優しい底屈（図5.15）は役立つが、静止時は足関節が自然に底屈の状態に下がっているため、この肢位を用いるときは足関節の前面の軟部組織を過度にストレッチしないことが重要である。

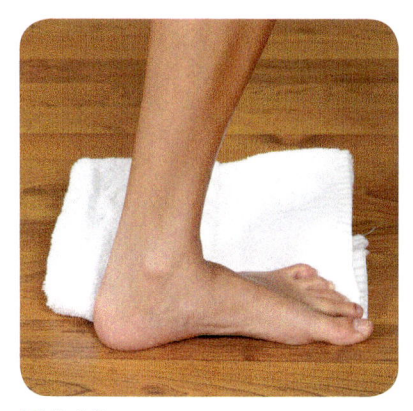

図5.13

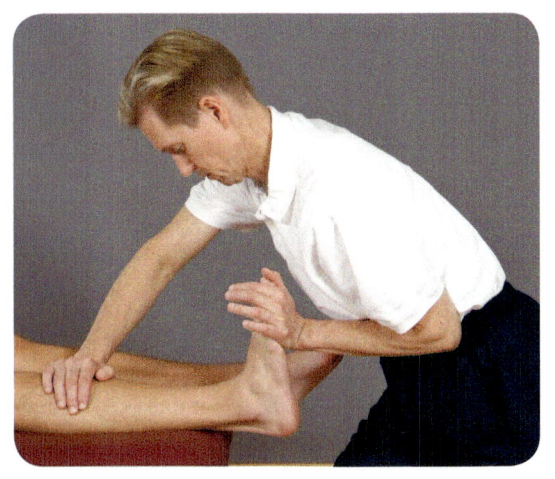

図5.14

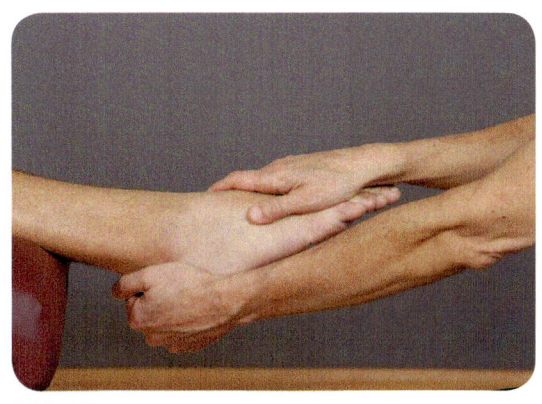

図5.15

ヒント これらいずれかのストレッチを適用するとき、患者の足を治療台にただ休めるようにすると、簡単に行える場合が多い。

　3つ目に有用な他動的ストレッチは、患者を側臥位にするともっともうまく行える。小さいタオルを畳んで、図5.16よりもやや小さい枕を作る。
　また、図5.5，5.6および5.20で示した他動的ストレッチも用いる。

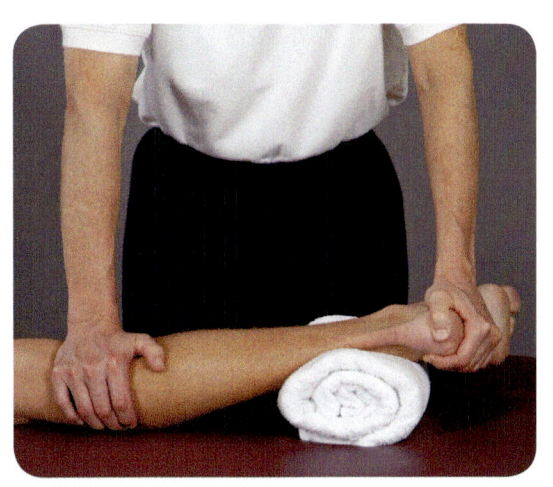

図5.16

61

足部と足関節

足底筋膜炎

　一般に炎症と誤られ、「足底筋膜炎」と呼ばれる足底筋膜の微小断裂は、強い痛みを伴う。足底筋膜は距骨を介してふくらはぎの筋膜とつながっており、いずれかの組織（足またはふくらはぎ）をストレッチすると他方の組織の伸展性が改善される場合が多い。従って、この症状を治療するときには、ふくらはぎの他動的・自動的ストレッチの両方が常に有用である（例については図5.7、5.8、5.10、5.11．5.12を参照）。

自動的ストレッチ

　図5.17と図5.18は足底筋膜の2種類の便利な自動的ストレッチを示す。図5.18では、患者は体重を用いることによりストレッチを強化することができるが、一部の患者や急性期の患者には不快な場合がある。3つ目の自動的ストレッチは、患者がゴルフボールのような硬いボールの上で足をゆっくりと転がす（図5.19）。これにより、筋膜の小さい範囲をストレッチできるので、全体として優れた効果がある。このストレッチを推奨する場合は、必ず座った姿勢で行い、立ったままゴルフボールの上に立とうとはせず、ボールの上で優しく足を転がすよう患者に助言する。

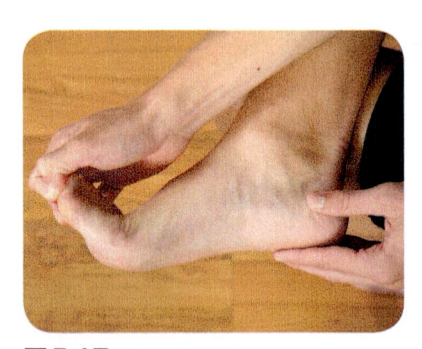

図5.17

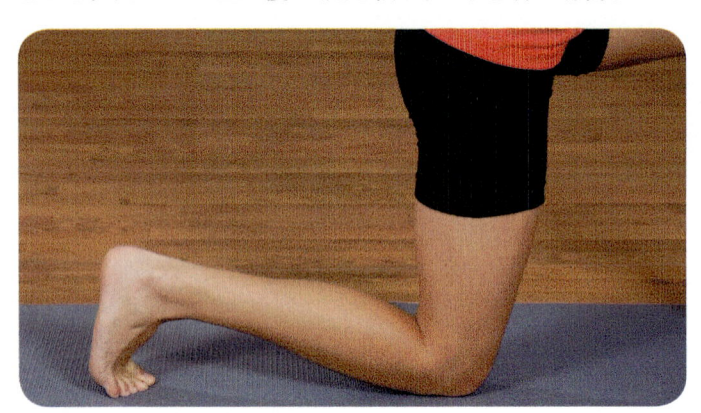

図5.18

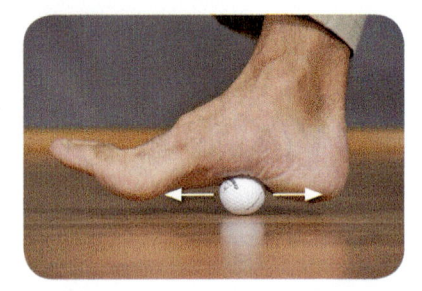

図5.19

他動的ストレッチ

　足底筋膜は足の裏を覆っているため、図5.20のようにつま先を伸展するストレッチによってこの筋膜が張る。痛みがなければ、手指を使って足の裏をマッサージし、中足骨頭の軟部組織を広げてストレッチすることも有用である。図5.5と図5.6のストレッチはふくらはぎの組織のストレッチに役立つが、代わりに足底筋膜の不快感が悪化する可能性がある。

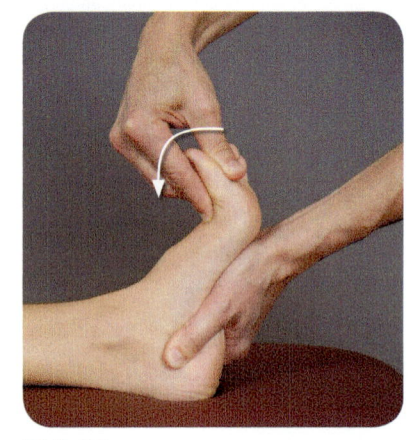

図5.20

ふくらはぎの筋挫傷

　ふくらはぎの筋挫傷はふくらはぎの筋線維の断裂であり、腓腹筋とヒラメ筋のいずれかまたは両方が関連する。筋挫傷は一部の線維が断裂した場合から完全に破断する場合まで重症度が幅広い。局所的な痛みや腫れは断裂の重症度に伴って増大し、自動底屈の能力にも影響する。治癒の過程で瘢痕組織が蓄積し、その量によって損傷の重症度と患者が受けるリハビリテーションの質が異なる。瘢痕組織が多いと機能が損なわれる。

急 性

　挫傷が軽度と思われる場合でも、急性期は組織が修復を始めるために重要な期間であるため、あらゆる形態のストレッチが禁忌である。

亜急性

　亜急性期には、疼痛、腫脹および炎症が緩和する。組織はまだ治癒しておらず、過剰なストレッチは筋の再損傷を及ぼして治癒過程を遅らせる可能性があるため、この時期にストレッチを推奨することには十分な注意を払うことが賢明である。

自動的ストレッチ

　患者に痛みを及ぼさない範囲であれば、注意した上で自動的ストレッチを用いてもよい。体重をかけない肢位で、すなわち、椅子に座るかまたは図5.7のように脚を伸展して、足関節を背屈することが、最初のストレッチとして適している。治癒過程が進むにつれて、患者はふくらはぎが特に張っていると感じるため、図5.11および5.12のような立位でのふくらはぎのストレッチに移行していくことを推奨する。ふくらはぎの筋挫傷では、完全に治癒する前に痛みが治まるため、ストレッチによって痛みが起こる場合はすぐに中止するよう患者に促す。

他動的ストレッチ

　ふくらはぎの筋挫傷に他動的ストレッチは推奨されない。

膝関節と下腿部

シンスプリント

シンスプリントは通常、ランニングなどの過用活動の結果として起こり、下腿部の前面の疼痛を表すために用いられる一般語である。

自動的ストレッチ

単純な自動的ストレッチはつま先を伸ばすことである。そうすることにより、足関節を底屈して脛骨筋前部をストレッチする（図5.9を参照）。

他動的ストレッチ

軟部組織リリースは下腿部前面の組織の緊張に対処するのに役立つ。まずは筋を他動的に短縮する。次に、筋に優しい圧力をかけて（図5.21）、起始部へと近づく。この圧力を維持し、足関節を他動または自動的に底屈することにより、問題の筋を伸張する（図5.22）。これを行ったら、筋のうち最初に圧力をかけた地点よりも遠位で別の場所を選び、最初に筋を短縮したプロセスをもう一度行い、その後圧力をかけ、圧力を維持しながら足関節を底屈する。

この例において、STRの使用経験がある療法士は脛骨筋前部を優しく圧迫する際に肘を用いているという点に注意する。このテクニックに慣れていない場合、脛を覆っている組織を挫傷しないよう、まずは母指を使って筋を固定する。

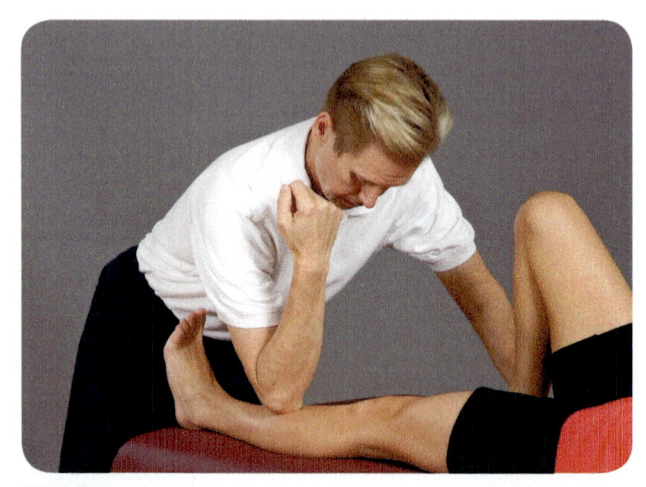

図5.21

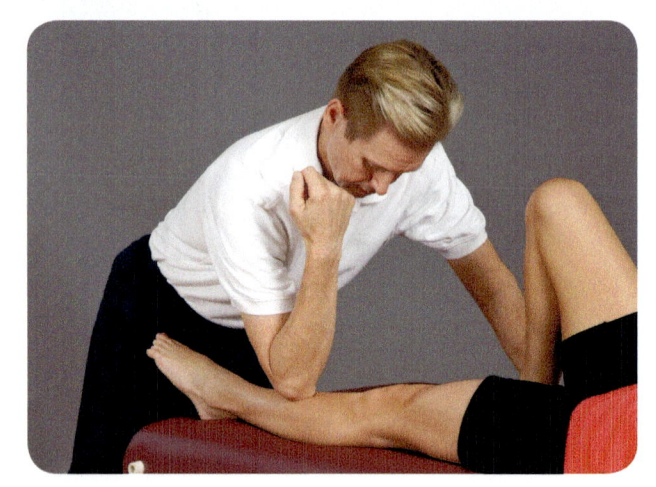

図5.22

ヒント 脛骨前面の痛みが疲労骨折によるものではないことを確認することが非常に重要である。その場合、このテクニックは禁忌である。

膝関節と下腿部

ふくらはぎの筋の張り

多くの人がふくらはぎの筋の張りに悩まされる。下腿部の後方コンパートメントにあるこれらの筋は足関節の底屈を及ぼすだけでなく、膝関節の屈曲(腓腹筋)、足部および足関節の内反(脛骨筋前部および後部)、つま先の屈曲(長趾屈筋)も及ぼしている。下腿部の筋を用いるスポーツに従事している患者がこれらの部位に張りを生じやすいのも無理はなく、高いヒールの靴(足関節の底屈が強いられる)を履いている人にも同じことが言える。長時間座ったままの患者がこの部位の組織の短縮を経験するのも、座位によって腓腹筋や下肢のこの部位に関連する筋膜が短縮されるからである。

自動的ストレッチ

患者が体重を使ってストレッチを強化できるため、他動的ストレッチよりも自動的ストレッチの方が張りを治めるのに効果的であると言える。適切なストレッチとしては、図5.11および5.12に示す立位でのふくらはぎのストレッチが挙げられる。患者がこれを簡単にできる場合、図5.3と5.4のストレッチを提案する。この場合、ヒラメ筋の組織をより強く緊張させられる。

他動的ストレッチ

図5.5、5.6、5.14に示した足関節の背屈のストレッチに加え、ふくらはぎの軟部組織リリースがこの部位の他動的ストレッチに適している。この例(図5.23)では、療法士は前腕を用いてふくらはぎ後部の組織に優しく圧力をかけている。そうしながら、ふくらはぎの別の地点に移る前に足部と足関節を背屈するよう患者に指示し、再び優しく圧力をかける。

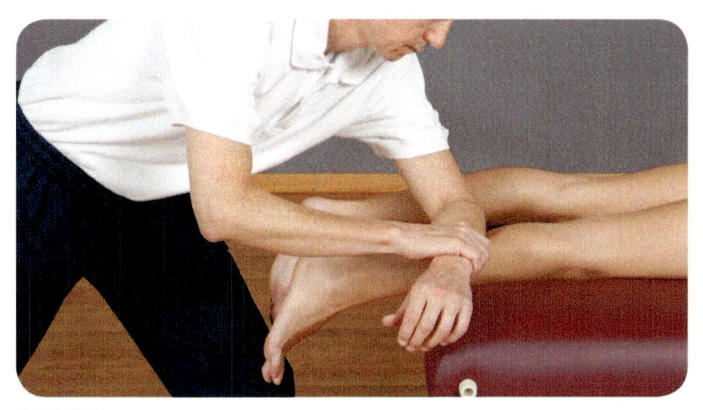

図5.23

膝関節と下腿部

ふくらはぎの筋痙攣

　筋痙攣は、ふくらはぎの筋に起こることの多い不随意収縮で、正しい原因は不明である。痛みがあり、筋の自動的または他動的短縮によって緩和され、足関節が自然に底屈している夜間に経験することが多い。短時間で自然に治まるが、痛みがあり機能が制限される。

自動的ストレッチ

　ふくらはぎの筋痙攣を経験する多くの人が、立ち上がって歩き回れば痙攣が最終的に治まることを知っている。歩く間、足が背屈されるため、ふくらはぎの筋をストレッチすることになる。痙攣を治める便利な方法は、対立筋群を収縮し、足部と足関節を図5.7のように自動的に背屈してふくらはぎの筋の収縮を抑制することである。患者は筋痙攣が治まるまで、この背屈を持続する必要がある。だが、足関節を可動域全域まで背屈しようとすることは難しく、そのため他のストレッチが必要となる場合がある。ふくらはぎの痙攣の緩和を促す良いストレッチの例を図5.3、5.8、5.10、5.11および5.12に示す。

他動的ストレッチ

　痙攣がマッサージ治療の間に起こる場合やスポーツイベントの前後に患者を治療するときに起こる場合、他動的ストレッチが有用である。患者が腹臥位であれば、図5.5および5.6のストレッチが使用できる。患者が背臥位であれば、図5.14のストレッチを使用する。

膝関節の骨関節炎

　骨関節炎は、自然な老化現象として滑膜関節の硝子軟骨が変性する消耗症状である。高齢者に多く、腰や膝、腰椎などの体重のかかる関節に起こる。症状が悪化すると、硝子軟骨の縮退に伴って、関節の痛みや腫れ、炎症が増大する。膝関節の関節骨を覆う硝子軟骨の変性により、患者が立ち上がるときや、階段の上り下りなどの体重のかかる動作の間に、膝関節の関節表面が相互に擦れ合うときに痛みを及ぼす。そうした患者には、関節を筋で余分にサポートすることを目的として、大腿四頭筋およびハムストリングスを強化するためのエクササイズに参加するよう助言することが多い。そのようなエクササイズとしては、サイクリングや水泳などの非荷重の活動が挙げられる。それらの筋のエクササイズの結果起こる筋の緊張を、大腿四頭筋とハムストリングスのストレッチによって和らげることができる。

自動的ストレッチ

　ハムストリングスと大腿四頭筋の緊張は、膝への圧迫を回避するために必要ではあるが、それらの筋を優しくストレッチすることによって緊張を緩和するのに役立つ。関節は動くと腫れて痛む場合が多い。ストレッチ自体は膝関節の骨関節炎の治療ではないが、いくつかのストレッチを実施するために必要な運動によって関節内の滑液の増大が促され、この症状のための膝関節の手術を受ける前に下肢

膝関節と下腿部

の強化プログラムに参加した患者に起こりうる筋の緊張を治めるのに役立つ。背臥位で下肢を優しく曲げ伸ばすよう患者に指示し、図5.24のように膝関節の屈曲と伸展を行う。屈曲により大腿四頭筋がストレッチされ、伸展により膝窩筋、ハムストリングス、腓腹筋頭部、および、これらに付随する筋膜を引っ張ることができる。

　膝関節への荷重を軽減するため、安全と思われる場合は水中で膝関節の優しい屈曲と伸展を行うよう患者に促してもよい。

他動的ストレッチ

　まず、図5.24のように背臥位で膝関節の屈曲と伸展するのを補助し、痛みを及ぼさなければ屈曲した肢位に優しく圧迫を加える。代わりに、下肢を優しく牽引することで、膝関節の組織を含む下肢全体の組織をストレッチすることができ、一時的に休ませることにもつながる。これを行うには、図5.25のように手をくぼませて患者の足関節をのせ、一度に片脚をゆっくり、しっかりと引く。こうすることで当然、足関節と腰関節も引くことになるため、それらの関節のいずれかに急性症状がある場合には、実施できない。いろいろ試し、一番行いやすい手の形を見つけるとよい。

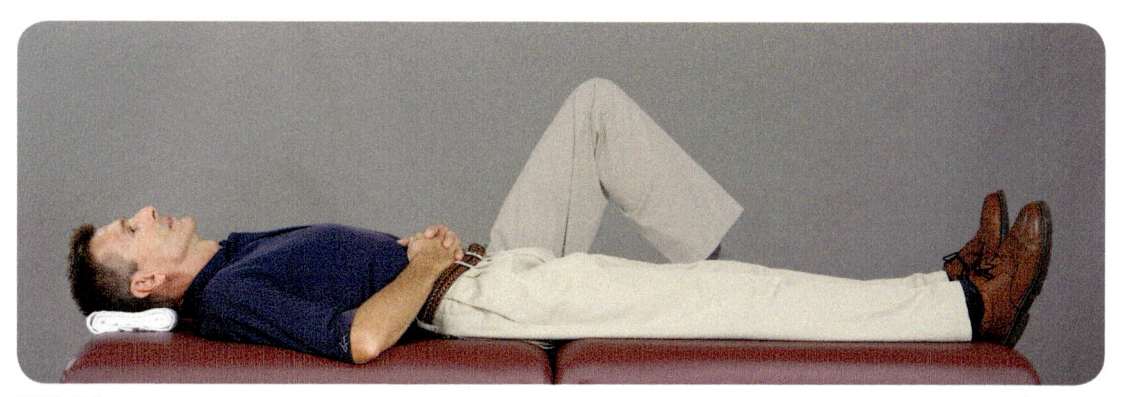

図5.24

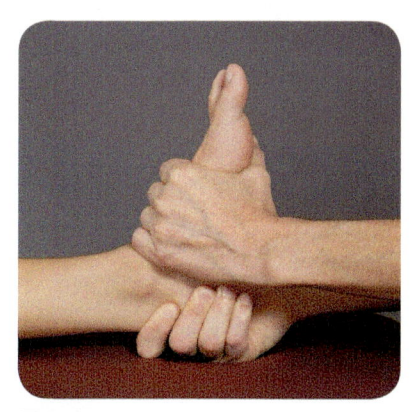

図5.25

膝関節と下腿部

膝関節手術後

　膝関節の人工全置換術または部分置換術、十字靭帯の修復または半月板切除などの状況で膝関節の手術を受けた患者は通常、関節が大きく腫れ、術後は固定される。そのため、そうした患者が術後に膝関節の硬直や可動域の減少を経験することは珍しくない。自動的ストレッチも他動的ストレッチも有用だが、必ず医師の許可を得て実施する。

自動的ストレッチ

　患者に痛みの及ばない範囲内での自動的な屈曲・伸展運動は、膝関節の正常な可動域を回復するために軟部組織構造の伸張を促すだけでなく、腫脹を軽減する働きもある。図5.24に示すストレッチは、手始めとして優れている。その後、座位での屈曲と伸展へと発展させる。あるいは、患者は膝関節を伸展して座り、ふくらはぎと脚を椅子やスツールにのせることで、膝関節の関節包後部をストレッチしてもよい（図5.26）。これは、膝関節を完全に伸展させることができない患者に特に便利である。この肢位では、重力によって関節後部を優しくストレッチすることができる。

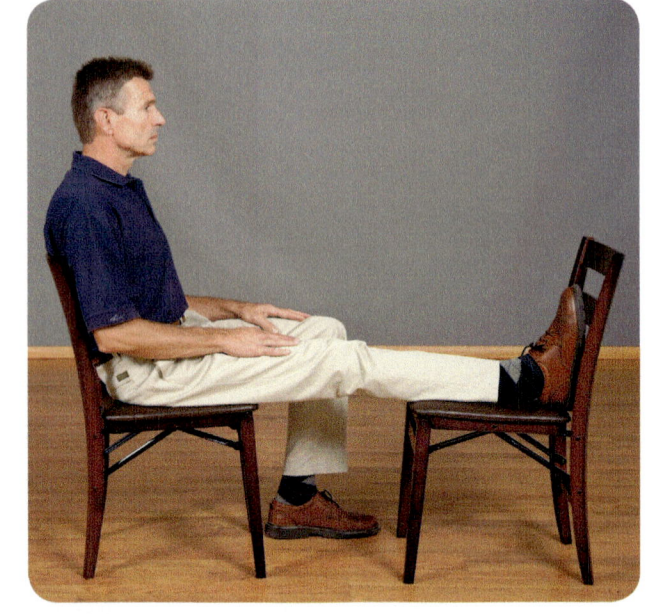

図5.26

他動的ストレッチ

　簡単な他動的ストレッチは、図5.27のように膝関節と足関節の下で下肢を支えながら、膝関節の優しい屈曲と伸展を促すことである。

　膝関節の他動的な屈曲は、腹臥位でも促すことができる。だが一部の患者、特に前面に瘢痕組織があり台にのせることに不安を覚えている患者は、この肢位を不快に感じる可能性がある。

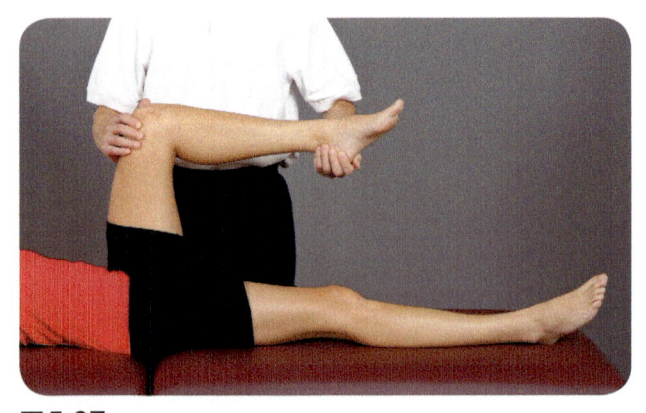

図5.27

股関節と大腿部

ハムストリングスの筋挫傷

　ハムストリングス筋の断裂はよく起こり、多くの場合大腿二頭筋の近位筋腱接合部に関連する。挫傷は軽度、中等度または重度に分類される。軽度の挫傷では、筋線維の断裂はわずかである。中等度の挫傷はより多くの線維の損傷と明らかな機能の損失を及ぼす。重度の場合、筋の完全な断裂が起こる。中等度から重度の挫傷では、強い痛みに加え、著しい機能障害が起こる。

急 性
　組織修復の早期には、あらゆる形態のストレッチを避ける。

亜急性
　他の筋の挫傷と同様、完全に治癒するかなり前に痛みが治まることを覚えておく。従って、痛みと腫れが軽減したら、亜急性期に控えめなストレッチを行うことが賢明である。

自動的ストレッチ
　図5.7及び5.10に示すような優しいストレッチを開始する。これらのストレッチは、ふくらはぎの組織だけなくハムストリングスも引っ張る。代わりに、図5.26を用いてもよい。

他動的ストレッチ
　ハムストリングスの筋挫傷に他動的ストレッチは推奨されない。

股関節と大腿部

ハムストリングスの張り

　大腿後部に起こる張りには多くの原因がある。一般にランナーや、テニスまたは漕艇など下肢を使うスポーツをする人に報告される。大腿部と膝の後方コンパートメントの軟部組織の短縮は、ドライバーや、オフィスワーカー、座位での生活を余儀なくされる人など、座ったまま長時間過ごす人にもよく起こる。ハムストリングスの張りを治めるには自動的ストレッチと他動的ストレッチがともに有用である。

自動的ストレッチ

　ハムストリングスの自動的ストレッチは多数の中から選択できる。これらは、図5.7、5.10および5.26に示す単純な座位でのストレッチから図5.11などの立位でのストレッチまで幅広く、ふくらはぎの筋も緊張させることによって大腿後部の緊張を増すものである。背臥位では、図5.28のように患者はタオルを使うことができる。この方法で足を背屈することでもふくらはぎをストレッチできるが、不快感を覚える患者もいる。

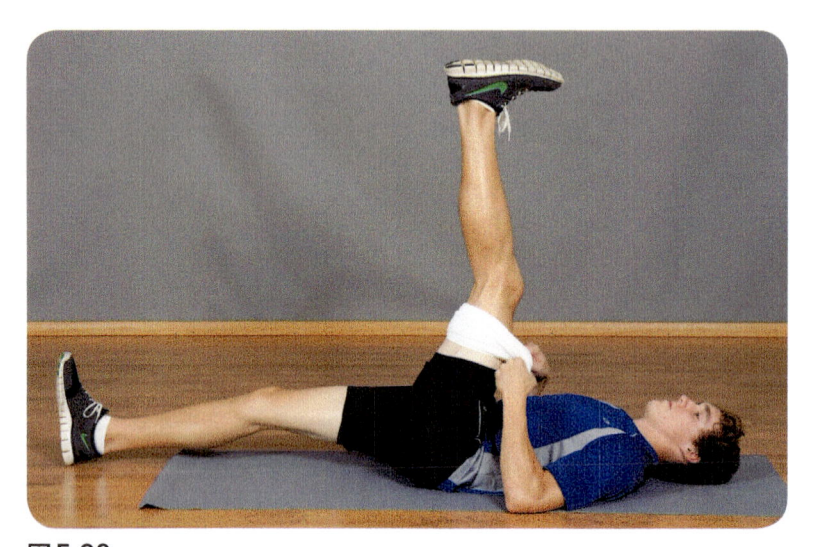

図5.28

　ハムストリングスは股関節伸筋である。そのため、図5.29のように股関節を屈曲することでも、これらの筋のストレッチが促される。この図では、股関節が屈曲されている右側の脚のハムストリングスがストレッチされている。膝関節の問題を持つ患者は、ストレッチされている大腿部と反対側の膝に圧迫をかけることになるので、このストレッチは避ける。

股関節と大腿部

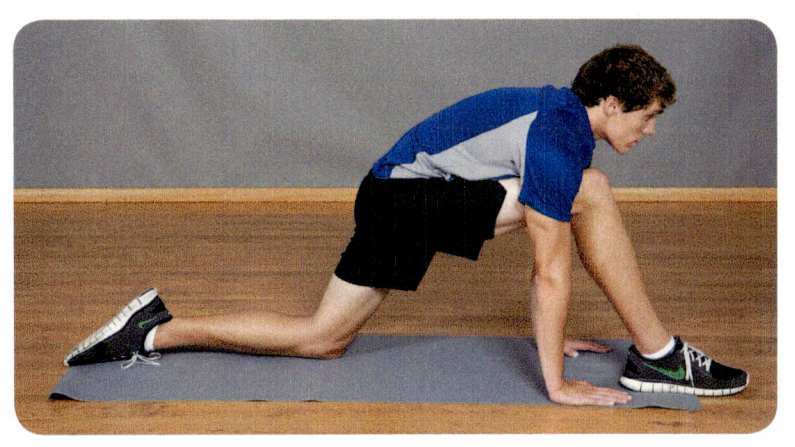

図5.29

　床上でストレッチを行いたくない患者は、片脚をスツールの上にのせて前傾するだけで、のせた方の脚のハムストリングスのストレッチが促される。もちろん、バランス不良の患者には適さない。
　一般的ではないものの、ハムストリングをストレッチするのに間違いなく効果的な方法といえるのは、図5.30と5.31に示す自動的な軟部組織リリースを適用することである。患者にテニスボールを渡し、大腿部にどのようにあてるかを示して（図5.30）、脚を真っ直ぐ伸ばす。患者はこのようにハムストリングスの上の異なる位置にテニスボールを移動することにより、毎日数分このテクニックを適用できる。

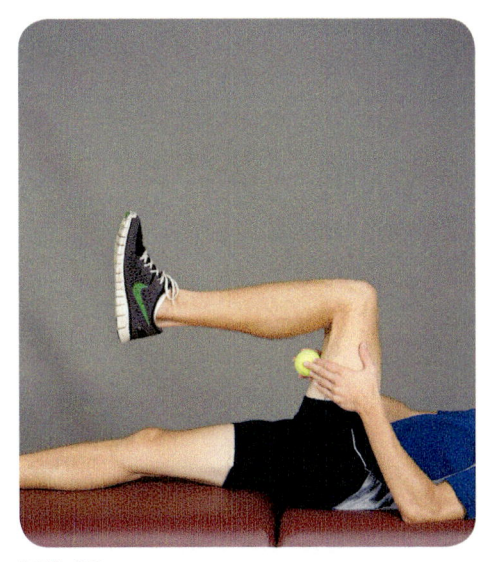

図5.30　　　　　　　　　　　　　　図5.31

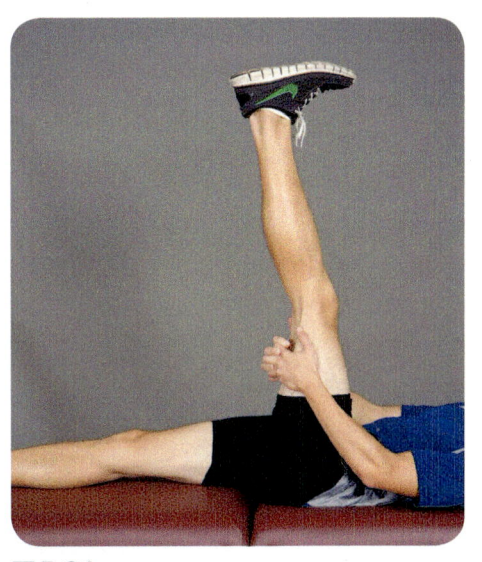

股関節と大腿部

他動的ストレッチ

　他動的な軟部組織リリースは腹臥位の患者に行うのが適切で、適用しやすい。まずはただ、ハムストリングスを短縮して（図5.32）箇所を選択し、これらの筋に優しく圧迫をかける。この例では、療法士は圧迫をかけるのに握り拳を使っている。優しい圧迫を維持しながら、優しく膝関節を伸展し、脚を下げる（図5.33）。反対側の筋でも繰り返す。損傷の急性期や、あざのできやすい患者、骨粗鬆症のリスクがある患者にはこのテクニックは適用しない。

　代わりに、患者の脚を図5.34のように保持して、大腿後部の組織のストレッチを促すこともできる。これを開始肢位して、第4章のプロトコル（44ページ）に従い筋エネルギー・テクニック（MET）を実施することもできる。ストレッチされる脚はこのように伸展させるか、伸展が難しい場合は膝関節を屈曲させたままにすると腰椎への圧迫がなくなる。

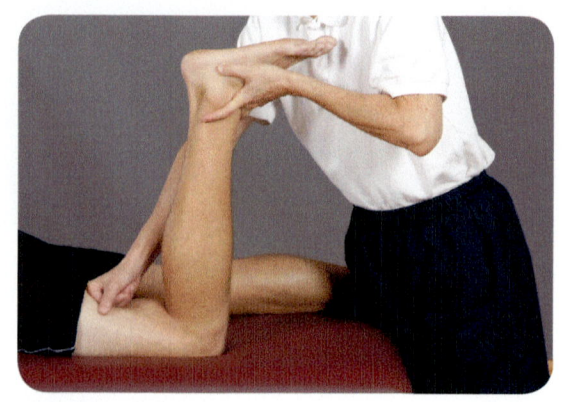

図5.32

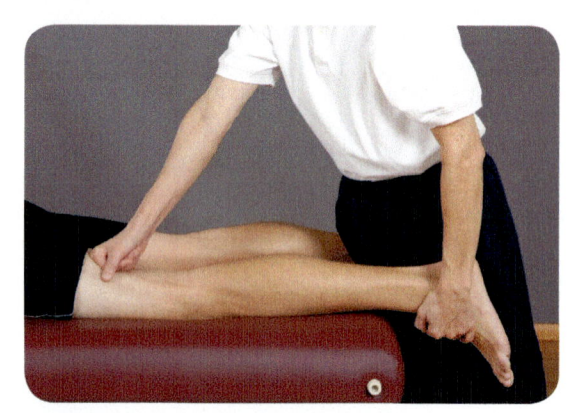

図5.33

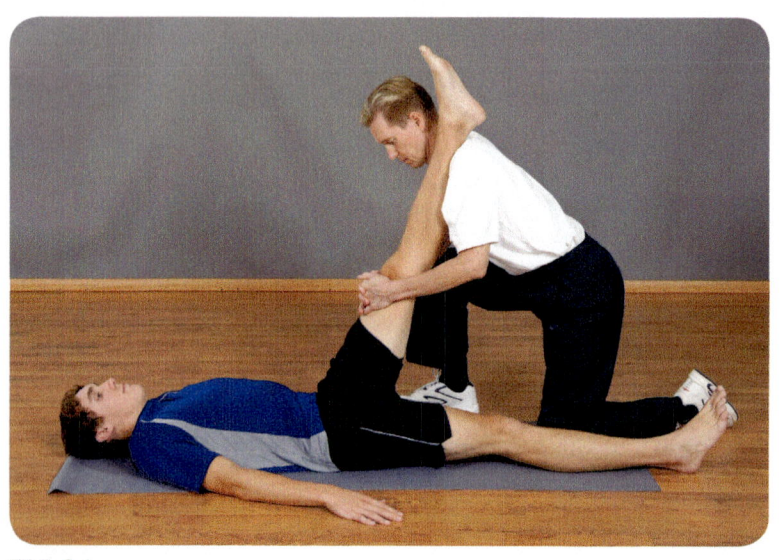

図5.34

股関節と大腿部

ハムストリングスの痙攣

　ハムストリングスの不随意収縮は一過性のものではあるが痛い。痙攣は活発な身体活動後や長時間膝関節を屈曲したままの患者に起こりやすい。自動的ストレッチも他動的ストレッチも有用だが、大腿四頭筋や股関節屈筋の収縮によってハムストリングスが抑制されて不随意に収縮（痙攣）できなくなるため、自動的ストレッチの方が最も効果的である。

他動的ストレッチ

　図5.3、5.7、5.10、5.11および5.12のストレッチはいずれも、ハムストリングスの痙攣を治めるのに有用である。

他動的ストレッチ

　患者がうつ伏せの状態で膝関節を自動的に屈曲するときや、さらに一般的な場合ではスポーツのイベント後に側臥位でマッサージを受けているときに、ハムストリングスの痙攣が起こることがある。いずれの場合も、痙攣を治めるためにいくつかのストレッチが使用できる。

　患者がうつ伏せのときに痙攣が起こった場合、膝を屈曲して足関節を療法士の手に押しかえるよう指示し（図5.35）、大腿四頭筋の収縮を促す。このように大腿四頭筋を収縮することでハムストリングが抑制され、痙攣の緩和が促される。優しい抵抗をかけながら、治療台（床で施術している場合は床）に脚を押し戻すよう患者に指示する。

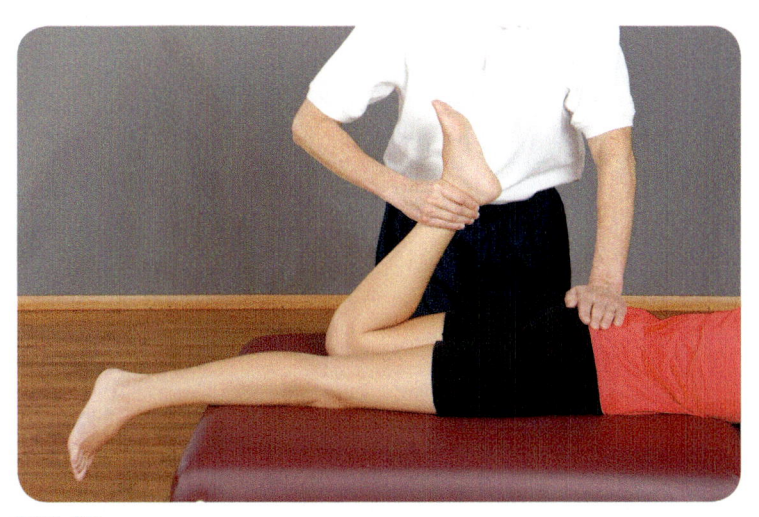

図5.35

股関節と大腿部

　患者が座っているときにハムストリングスの痙攣が起こる場合は、同じテクニックを適用する。痙攣している脚の足関節の上に手を置き、療法士の手に対し、膝が伸びるまで脚を真っ直ぐ伸ばすよう患者に指示する（図5.36）。前述のストレッチと同様、このようにして大腿四頭筋を収縮するとハムストリングスの収縮が抑制される。

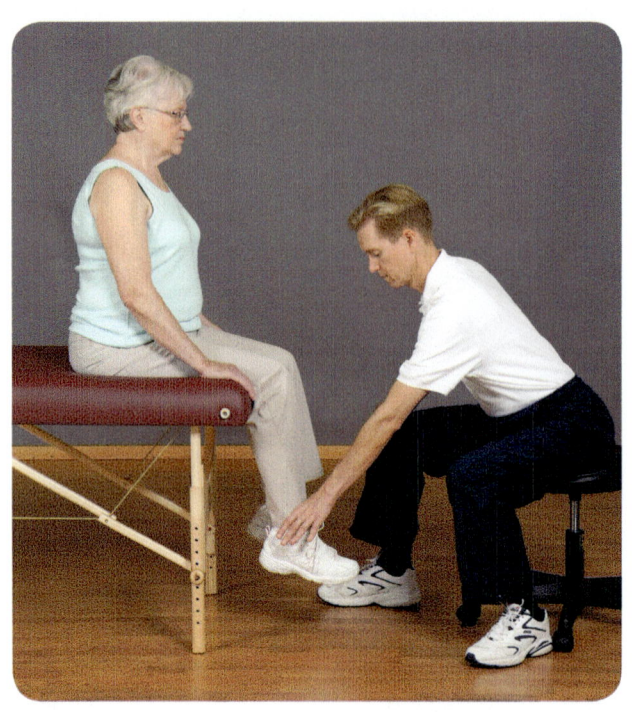

図5.36

股関節と大腿部

鼠径部挫傷

鼠径部挫傷は、衝撃や突然の収縮、過度のストレッチによって長内転筋や大腿薄筋などの筋が損傷を受けるスポーツで特に多くみられる。

急性
組織回復の早期はいずれの形態のストレッチも避けるべきである。

亜急性
再損傷を防ぐため、筋が完全に回復するまでストレッチは控えめに行う。

自動的ストレッチ
鼠径部損傷は回復に時間がかかる。そのため、早期の自動的ストレッチ・プログラムは、痛みを及ぼさない範囲で推奨される。患者はベッドか床の上に寝そべり、脚を優しく外転する（膝は伸展）ことから始めるとよい。これが忍容できれば、座位での脚組みへと進めてよい（図5.37）。これが不快な場合、患者は各膝の下に枕を置いて支える。これが忍容できたら、図5.38へと進める。5.37または5.38いずれかのストレッチを深めるため、患者は膝を優しく下向きに押す。

代わりの内転筋ストレッチを図5.39に示す。このストレッチを深めるには患者は前に傾くだけでよい。浅くするには後ろへ傾く。このストレッチはハムストリングスの柔軟性も必要であることに注意する。

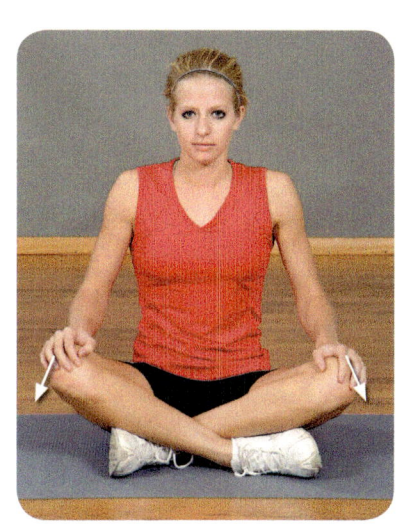

図5.37

他動的ストレッチ
鼠径部損傷への他動的ストレッチは推奨されない。

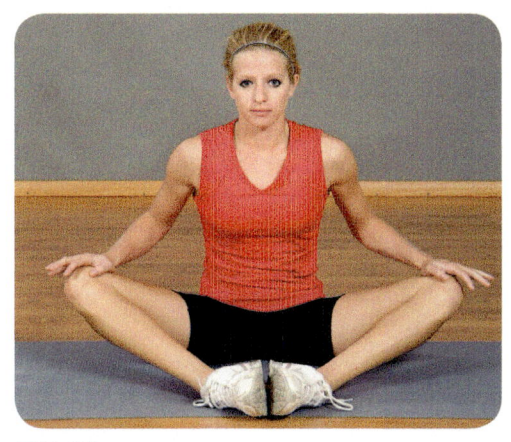

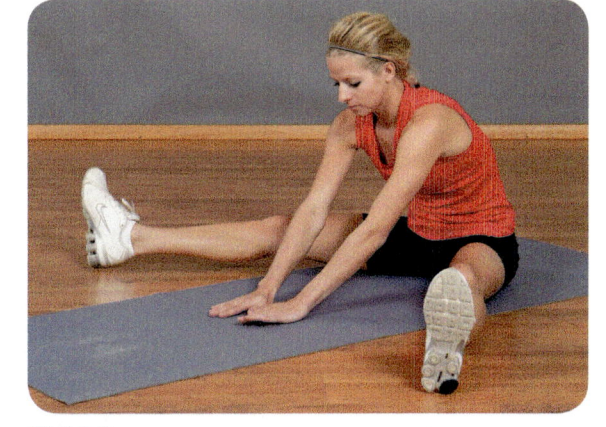

図5.38   図5.39

股関節と大腿部

内転筋の張り

　ランニングやサッカー、水泳などのスポーツをする人はストレッチのクールダウン・プログラムの1つとして、あるいは単にエクササイズ後の硬直感覚を和らげるために内転筋をストレッチすることが有用であると思われる。内転筋は歩くと収縮するため、生活全般やフィットネス活動においてよく歩く人にもこれらの筋をストレッチすることで利益がある。内転筋は、骨盤と下肢の筋バランス不良を引き起こす一定期間の固定の後に張る。

自動的ストレッチ

　図5.37、5.38および5.39に示す各ストレッチは内転筋の張りを治めるために有用である。他にも、図5.40と5.41に示すストレッチが含まれる。図5.40のストレッチは、バランスに問題のある患者には明らかに適さず、図5.41のストレッチはストレッチされない方の膝に圧迫がかかるため、すべての患者に適しているわけではない。これらのストレッチはいずれも安全ではあるが、図5.37と5.38に示すストレッチに比べて内側側副靭帯に圧迫がかかることに注意する。

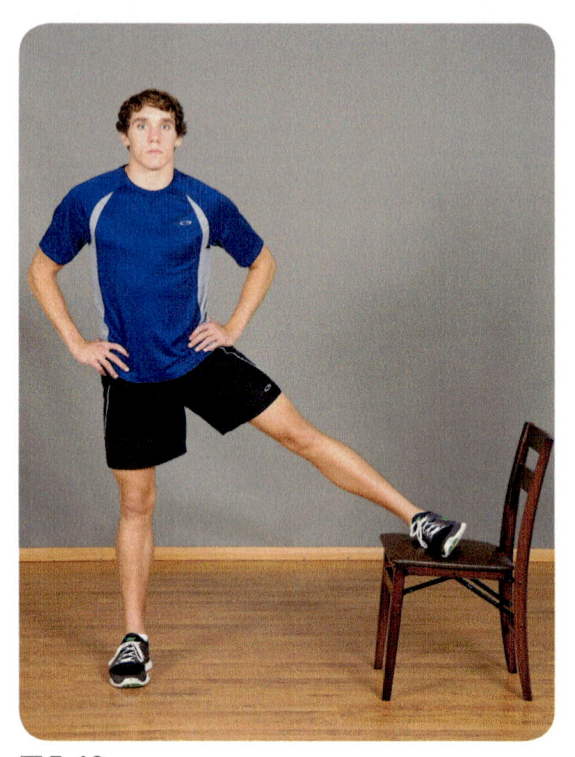

図5.40

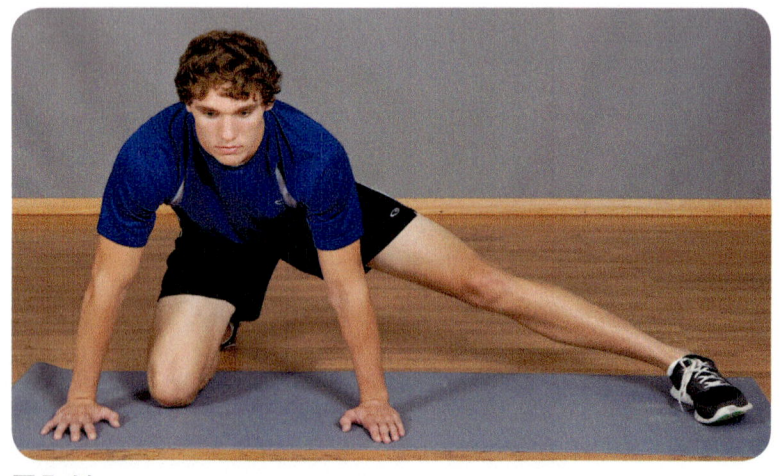

図5.41

股関節と大腿部

他動的ストレッチ

便利な内転筋の他動的ストレッチを図5.42と図5.43に示す。図5.42で療法士が上前腸骨棘に優しく圧迫をかけることで骨盤が動かないようにしている点に注意する。こうすると不快に感じる患者もいるので、手と患者の腰の間にスポンジや小さいタオルを置いてもよい。図5.43では、療法士は膝をしっかりと支えながら脚を外転している。この肢位では、腰椎が過度に伸展する可能性があるため、患者によっては腰痛が悪化する可能性がある。

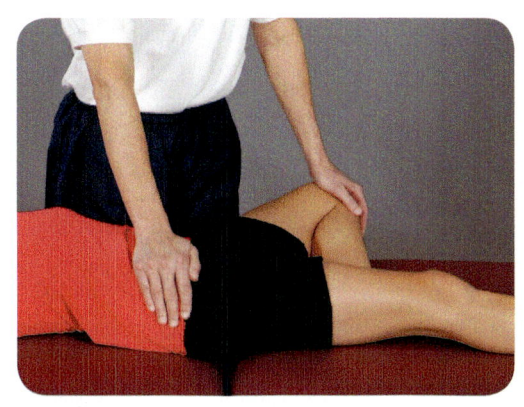

図5.42

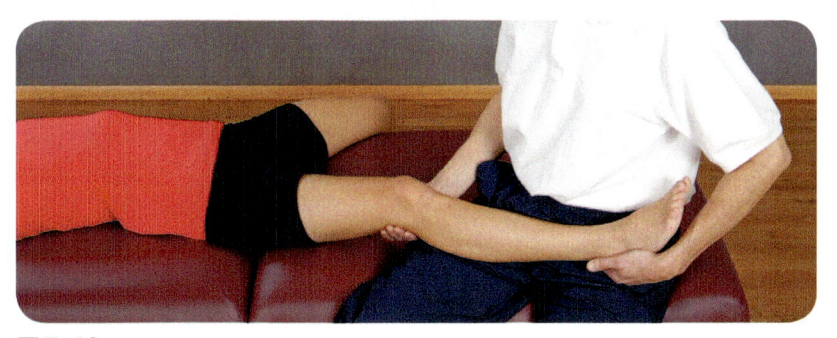

図5.43

ヒント 図5.43では、ストレッチされていない方の脚を治療台の片側へ降ろしている。こうすることで治療台の片側へ患者が引っ張られるのを防ぐ。この肢位が快適であることを最初に確認し、患者の膝と治療台の間にスポンジを挟んでもよい。

股関節と大腿部

大腿四頭筋の張り

　大腿四頭筋はスポーツ活動の結果として、または損傷後に張る。自動的ストレッチも他動的ストレッチのいずれも有用である。

自動的ストレッチ

　大腿四頭筋は、背臥位（図5.44）または立位（図5.45）で自動的ストレッチすることができる。いずれも、患者は足関節をつかんで身体の後ろ側に引き上げることができなければならず、そのためには胸部の筋と肩関節前部の十分な柔軟性が必要である。立位でのストレッチはバランス不良の患者や、股関節、膝関節または足関節に体重がかけられない患者には適さない。このストレッチを安全に行うには、壁で支えるかテーブルに手をつくなどしてバランスを取りながら行うよう指示する。図5.44のストレッチは側臥位でも行うことができる。

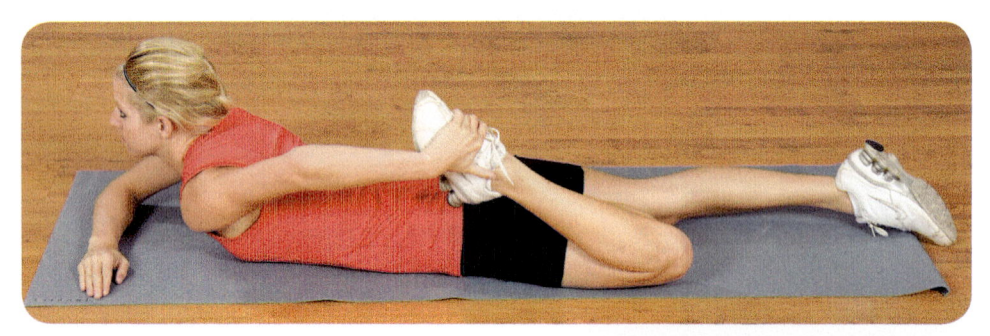

図5.44

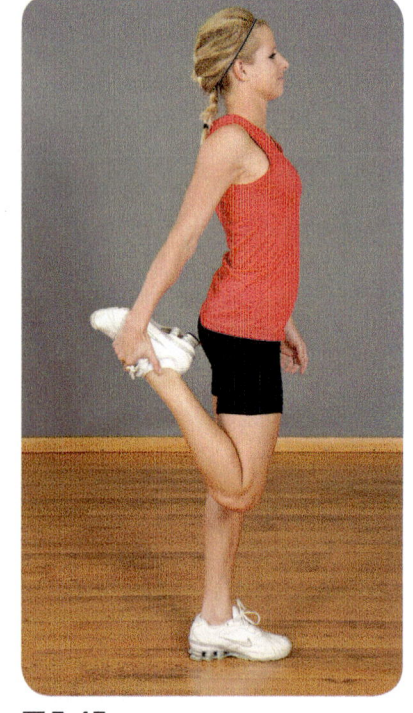

| ヒント | いずれの肢位も、骨盤を前に押す（骨盤後傾して腰椎を真っ直ぐにする）ことでストレッチが深まる。

図5.45

股関節と大腿部

他動的ストレッチ

図5.46に示すストレッチは大腿四頭筋を他動的ストレッチする一般的な方法である。患者が快適であれば、腹臥位でも大腿四頭筋をストレッチできる（図5.47）。患者の大腿四頭筋の張りが重度の場合、患者を座位でストレッチする。膝を曲げて降ろし、療法士は患者の足関節に手を置き、膝関節を優しく曲げる。

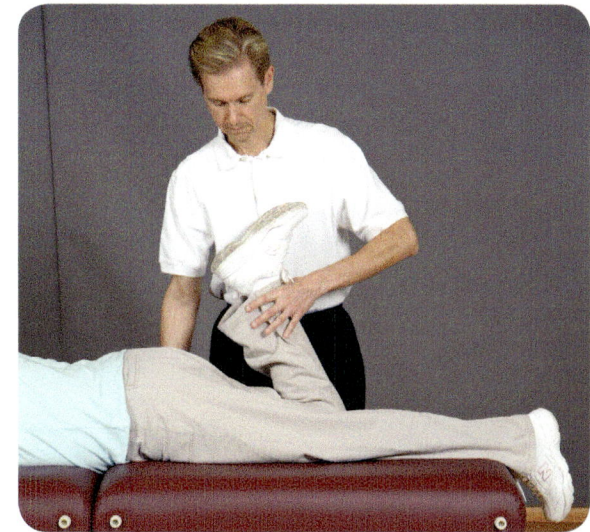

図5.46

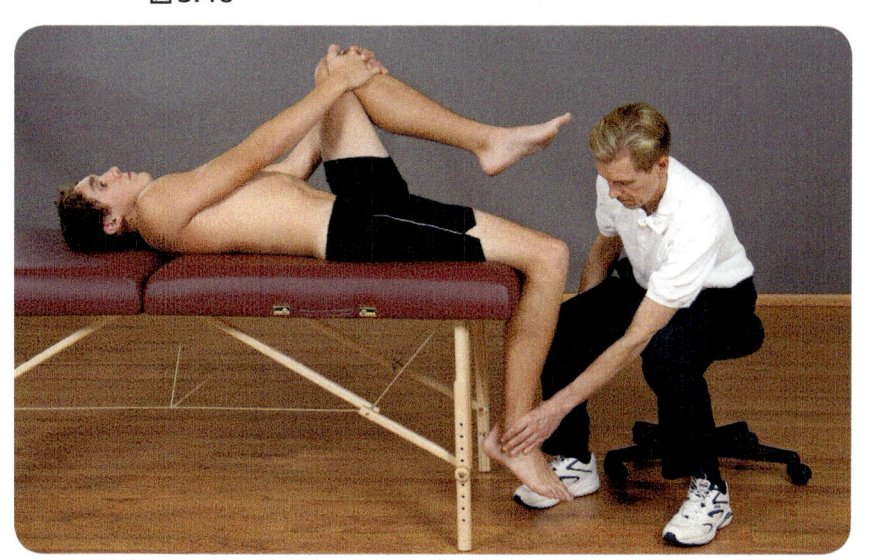

図5.47

ヒント 図5.46のストレッチを強化するには、仙骨に補助枕か畳んだタオルを置いて膝関節を曲げた足をその上に休めて、骨盤を安定させる。

股関節と大腿部

股関節屈筋の張り

　股関節屈筋には腰筋、腸骨筋、大腿直筋が含まれ、いずれも長時間の股関節屈曲またはスポーツ活動の後に張りを覚える。

自動的ストレッチ

　図5.48は、ベッドの片側に関連する脚を垂れ下げることで股関節屈筋をストレッチする方法を示している。立て膝（図5.49）は、それが快適な患者には代わりの方法として用いることができる。どちらの肢位も、骨盤が後傾されるよう腰を平らにすることで股関節屈筋のストレッチが深まる。これを説明する容易な方法としては、臀部の筋を収縮させるよう患者に提案するとよい。

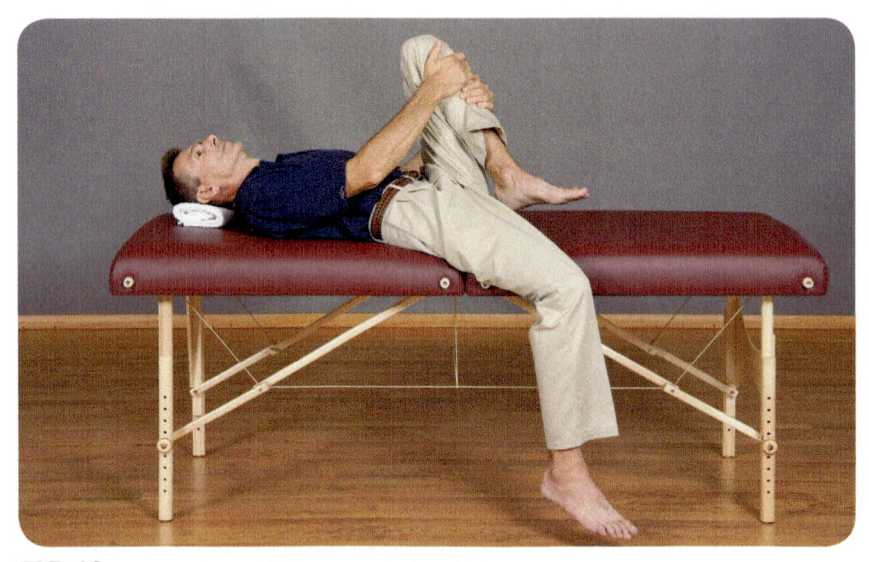

図5.48

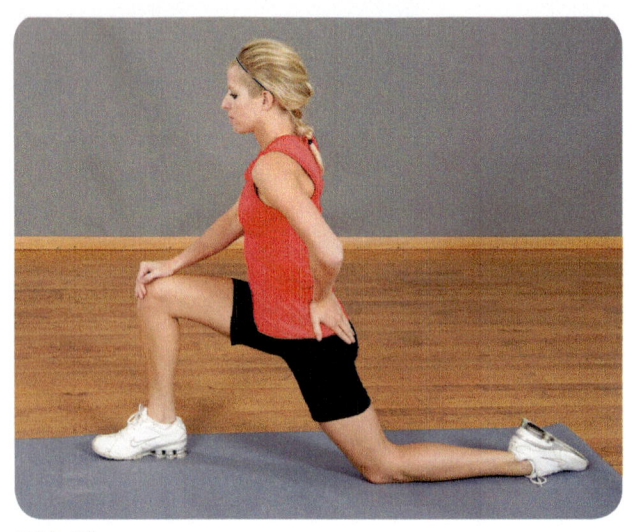

図5.49

股関節と大腿部

ヒント 図5.49に示すストレッチは、患者が腕を頭の上に挙げ膝を曲げた反対の脚の方へ傾くとさらに強化することができる（図5.50）。このように、腰と大腿部の前部および身体側部につながるすべての筋膜が引っ張られる。

他動的ストレッチ

股関節屈筋の他動的ストレッチは、腹臥位（図5.51）または背臥位（図5.52）で実施できる。患者を腹臥位にして行うには、股関節をわずかに伸展させるため膝の下に小さいタオルを敷く必要がある。患者によっては腰椎の脊柱前弯が増大して不快感を覚えることがある。ストレッチの間、骨盤を固定して動かないようにする。図5.52のストレッチでは、写真の通り、患者は股関節が伸展できるよう（そうすることにより股関節屈筋をストレッチする）、また、大腿部には支えを置かない肢位を取る必要がある。

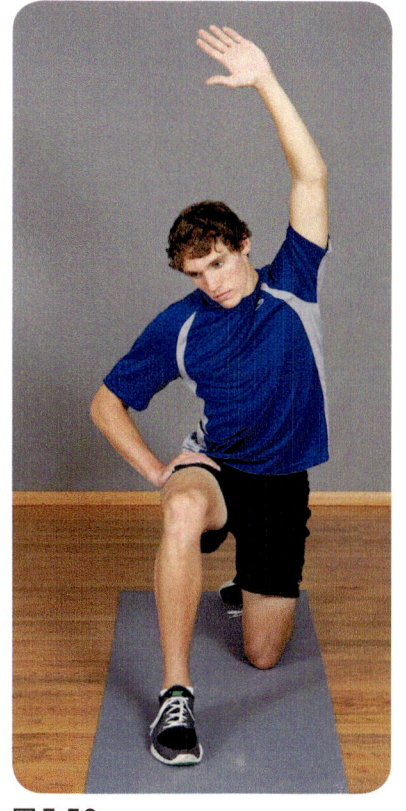

図5.50

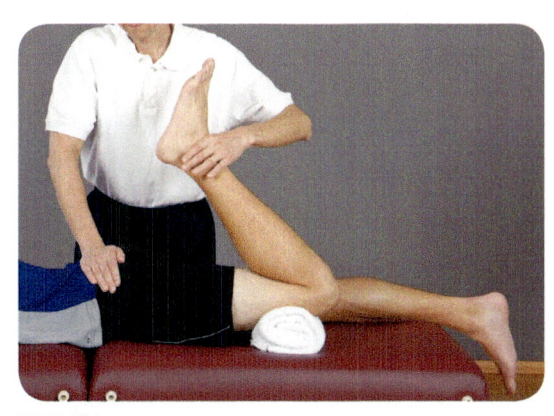

図5.51

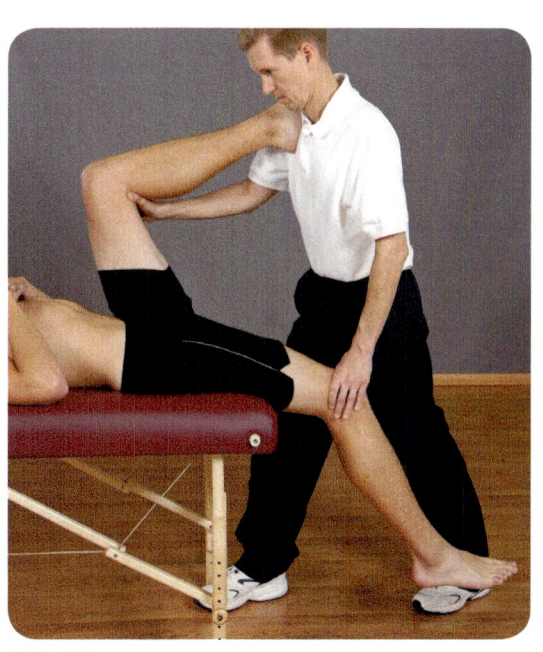

図5.52

股関節と大腿部

腸脛靱帯摩擦症候群（ランナー膝）

　一般に「ランナー膝」と呼ばれ、一部のランナーが経験する膝の側部の痛みの原因は完全には解明されていない。痛みは大腿骨内側上顆を摩擦する大腿側部の組織によるものであるとの説もあり、これらをストレッチすることで痛みが和らぐと考えられている。

自動的ストレッチ

　多くの人がフォームローラーを用いた腸脛靱帯（ITB）のストレッチ（図5.53）を提唱している。大殿筋はITBに停止するので、この筋のストレッチ（図5.55と5.56）は大腿側部の緊張の緩和にも役立つ。

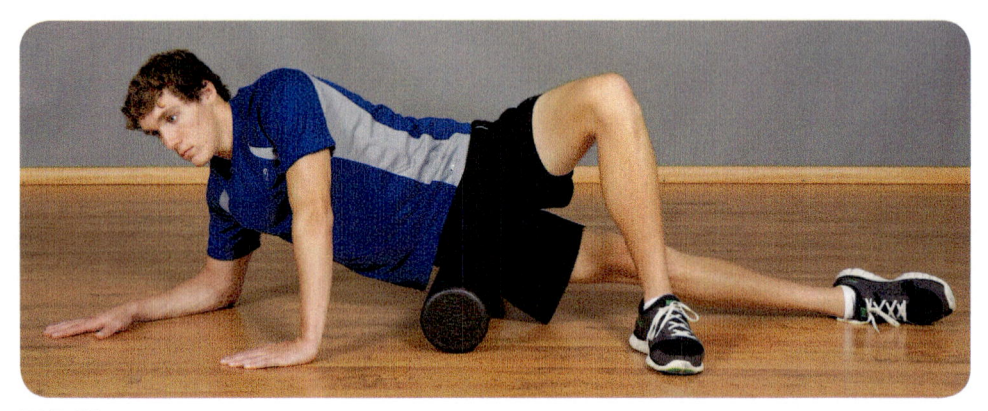

図5.53

他動的ストレッチ

　腸脛靱帯の他動的ストレッチが実施できると思われる場合は、患者を側臥位にして図5.54のストレッチを試してみる。患者が治療台の端に位置することが必要なので、このストレッチを実施するときは注意する。自動的ストレッチと同様、梨状筋を含む臀部の筋のストレッチ（図5.57を参照）によって、大腿側部の組織の緊張が軽減される。

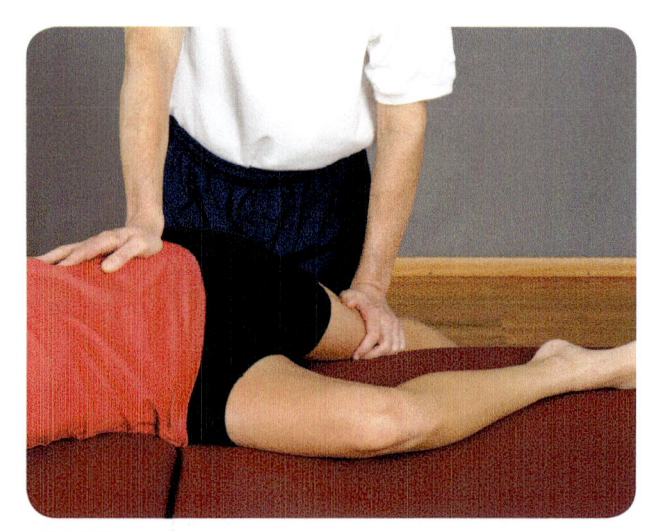

図5.54

股関節と大腿部

梨状筋症候群

これは、梨状筋による坐骨神経の圧迫に起因する臀部と下肢の疼痛を指す語である。

自動的ストレッチ

便利な2種類の臀部の自動的ストレッチを図5.55と5.56に示す。これらは腸脛靱帯も引き伸ばすため、大腿側部の筋緊張を緩和するのに有用である。

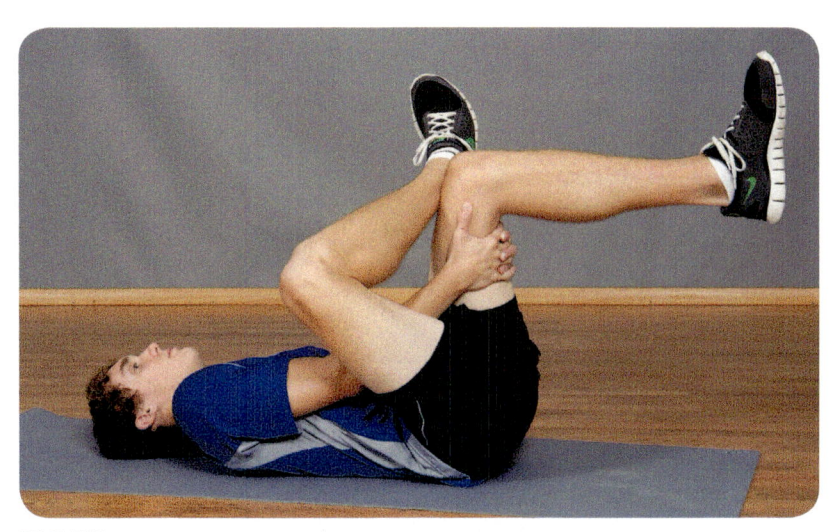

図5.55

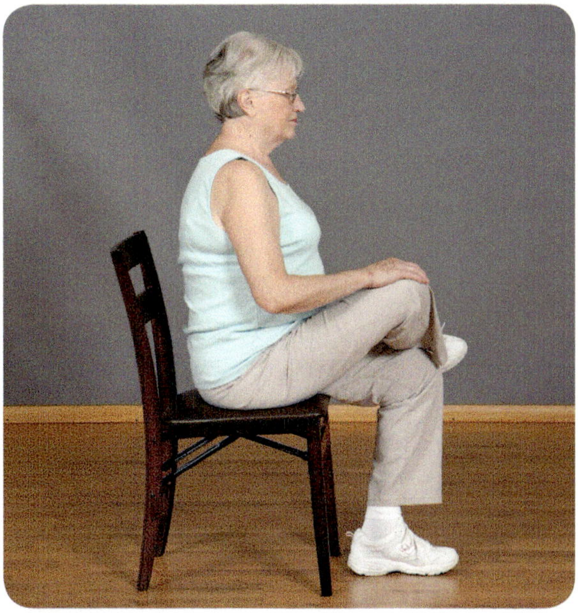

図5.56

股関節と大腿部

他動的ストレッチ

　図5.57に示す他動的ストレッチは便利だが、臀部の強い筋をストレッチするのに強い力を要するため、治療台の上で患者に適用することは難しい。図のように、患者の股関節と膝関節を90度屈曲して始め、患者の方へ動かして臀部のストレッチを試みる。ストレッチを維持する最適な肢位を判断するため、患者にフィードバックを求める。この肢位は、股関節前部の大腿直筋腱を圧迫するときに不快感を覚える場合がある。

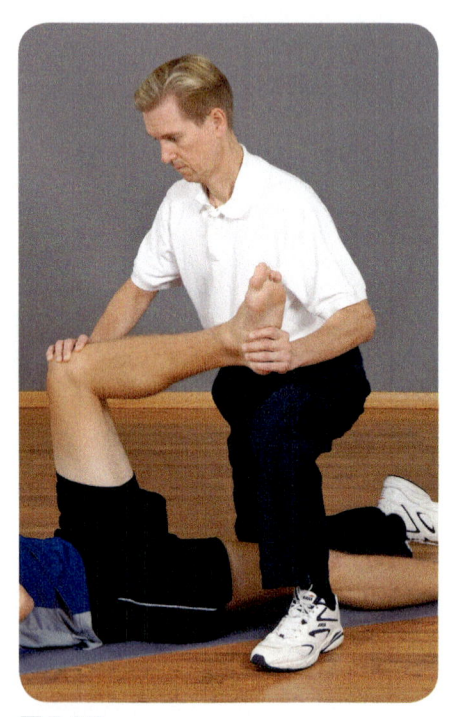

図5.57

股関節と大腿部

遅発性筋肉痛

　遅発性筋肉痛は、強い身体活動や患者が普段行っていない身体活動の後に経験することの多い痛みである。運動した日以降に起こる軽度の痛みと軟部組織の硬直感を特徴とし、48時間後、触っても動かしても（自動的でも他動的でも）強く痛むようになる。症状は自然に緩和する。関連する筋組織への微小外傷が関与していると考えられるが、遅発性筋肉痛の正確なメカニズムは不明である。強いストレッチは微小外傷を受けている筋に悪影響を及ぼすため、治療には亜急性期の筋挫傷と同じストレッチが推奨される。従って、下肢の遅発性筋肉痛を有する患者を治療するには、ふくらはぎ、ハムストリングス、大腿四頭筋または内転筋の亜急性挫傷のストレッチのうち最も適していると思われるものを参照する。

問 題

1. 表5.1のうち、亜急性期の損傷を治療するストレッチで安全なのは自動的ストレッチと他動的ストレッチのどちらか。
2. 足底筋膜炎の患者を治療するとき、ふくらはぎのストレッチ（自動的、他動的の両方）を用いることが有用なのはなぜか。
3. ふくらはぎまたはハムストリングスの痙攣を患う患者に自動的ストレッチを推奨することが適しているのはなぜか。
4. 背臥位で内転筋の他動的ストレッチを実施するとき、患者の骨盤をどのようにする必要があるか。
5. 腹臥位で大腿四頭筋に他動的ストレッチを実施するとき、骨盤が傾斜しないためにどうすればよいか。

（解答は167ページ）

上肢のストレッチ

　本章の内容は、上肢に関連する症状を有する患者のリハビリテーションを行うときに用いるストレッチを決定するために役立つ。本章で取り上げる有用なストレッチを表6.1に示す。本章では42種類のストレッチを取り上げ、うち23種が自動的ストレッチ、19種が他動的ストレッチである。表6.1では、手関節捻挫やローテーターカフの筋挫傷などの損傷、および、肩関節の硬直などさらに長期に渡る症状を有する患者のリハビリテーションに役立つストレッチが見つかる。乳房切除術後のストレッチに関する情報も掲載し、術後にどのようなストレッチを用いればよいかを知るのに役立つ。

　注意：病状ごとに本表に挙げたストレッチは、使用できるあるいは使用しなければならない、唯一のストレッチではない。各セクションの中で、ストレッチの修正や本章の他の部分に示されるストレッチを含む推奨についてのヒントが多く示されている。各病状に用いることができるその他のストレッチについては、表6.1に斜体で示す。表中の数字（6.1、6.2など）はストレッチを説明する図の番号である。

表6.1　上肢のストレッチ

肩	自動的	他動的
癒着性関節炎（凍結肩）	6.1、89ページ 6.2、90ページ 6.3、90ページ 6.4、90ページ	6.5、91ページ 6.6、91ページ 6.7、91ページ
肩関節硬直	6.8、92ページ 6.9、92ページ *6.1、89ページ* *6.2、90ページ* *6.3、90ページ* *6.4、90ページ*	6.10、93ページ 6.11、93ページ 6.12、93ページ 6.13、94ページ *6.5、91ページ* *6.6、91ページ* *6.7、91ページ* *6.16、96ページ*

続く

ストレッチの実践

続き

	自動的	他動的
肩		
上腕骨内転筋の短縮	6.14、95ページ 6.15、95ページ	6.16、96ページ *6.10、93ページ* *6.13、94ページ*
ローテーターカフの筋挫傷：急性	推奨せず	推奨せず
ローテーターカフの筋挫傷：亜急性	6.17、97ページ 痛みのない肢位であれば： *6.1、89ページ* *6.2、90ページ* *6.3、90ページ* *6.4、90ページ*	6.18、98ページ
棘上筋腱炎：急性	推奨せず	推奨せず
棘上筋腱炎：亜急性	6.19、99ページ	6.20、100ページ *6.10、93ページ*
乳房切除術後	6.21、101ページ 6.22、101ページ *6.1、89ページ* *6.2、90ページ* *6.3、90ページ* *6.4、90ページ*	6.5、91ページ 6.6、91ページ 6.7、91ページ
肘関節		
外側上顆炎（テニス肘）	6.23、102ページ	6.24、102ページ
内側上顆炎（ゴルフ肘）	6.25、103ページ 6.26、103ページ	6.27、103ページ
肘関節硬直	6.28、104ページ 6.29、104ページ	6.30、105ページ 6.31、105ページ
手関節、手、指		
手関節捻挫：急性	推奨せず	推奨せず
手関節捻挫：亜急性	6.32、106ページ 6.33、106ページ *6.34、107ページ* *6.35、107ページ* *6.36、107ページ*	推奨せず
手関節と指の硬直	6.34、107ページ 6.35、107ページ 6.36、107ページ *6.32、106ページ* *6.33、106ページ*	6.37、108ページ 6.38、108ページ 6.39、108ページ 6.40、108ページ
手根管症候群	6.41、109ページ	6.42、109ページ *6.37、108ページ*

肩

癒着性関節炎（凍結肩）

　この有痛性症状は原因が分かっておらず、肩に徐々に発症する硬直と痛みを特徴とする。肩甲上腕関節の可動域が、特に外旋と外転で徐々に制限される。手のデュプイトラン拘縮と同様、癒着性関節炎の後期ではコラーゲンの過剰分泌により動きが大幅に制限される。これがひいては、烏口上腕靭帯および肩甲下筋などの軟部組織の拘縮を引き起こす。自動的ストレッチと他動的ストレッチのいずれも有用だが、どちらの方が適しているかは不明である。

自動的ストレッチ

　図6.1のような、腕を振り子のように揺らす運動は、肩関節の軟部組織を優しく牽引することで運動の可動域の維持に役立つ。必要に応じて、軽い重りを加えてもよい。この肢位で腰が挫傷しないよう、患者が身体を休めるテーブルがあると便利である。

> **ヒント** この振り子運動を行うために必要な肩関節屈曲の程度を観察する。この写真では、ほぼ90度である。すべての患者がこの屈曲角度に耐えられるわけではなく、より直立に近く腕が身体に近い姿勢から始める必要がある。患者が腰の屈曲の増加に耐えられるのであれば、肩関節の屈曲も大きくなる。

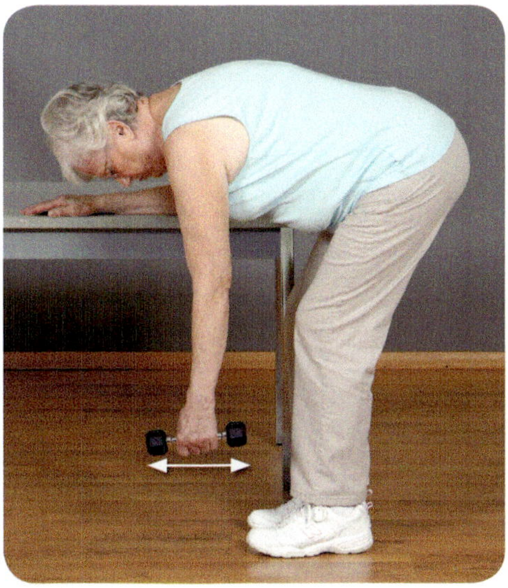

図6.1

肩

　（内転筋および腋窩の組織をストレッチすることによって）肩関節での屈曲を改善するために役立つ安全で面白い方法は、テーブルの上でナイロン袋を滑らせる様子を示すことである（図6.2）。この方法では、患者が重力に逆らって腕を維持する必要がない。

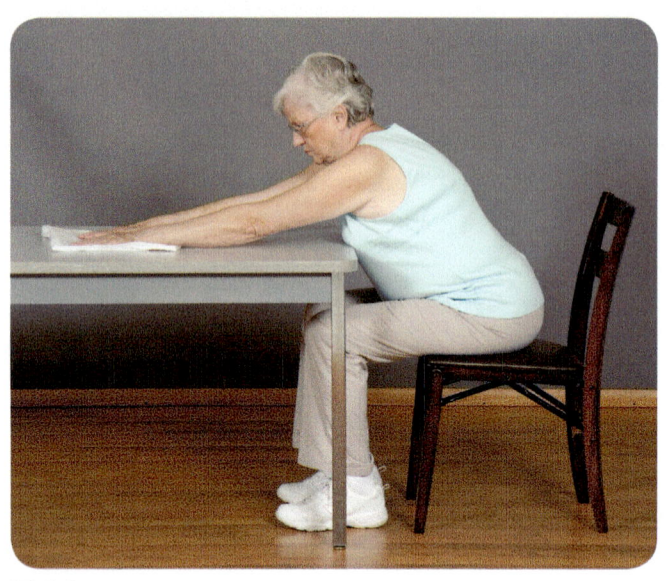

図6.2

　外転を維持および改善する別の方法としては、図6.3のように小さいクッションを腕の下に入れて座って休むよう提案することである。これにより、内転筋を含む腋窩の組織が優しくストレッチされる。外転を増すにつれストレッチを修正でき、もっと大きなクッションを抱えるか、図6.4のように腕をテーブルに休める。

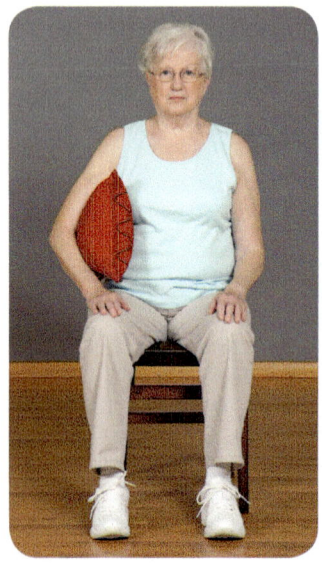

図6.3 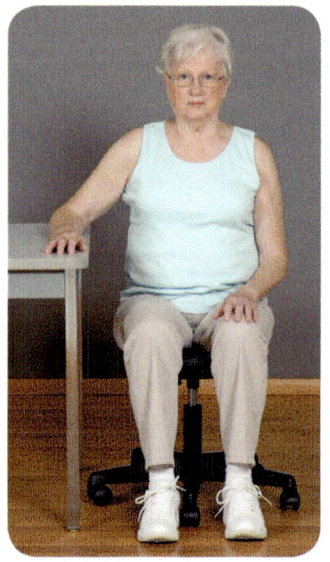　　図6.4

肩

他動的ストレッチ

いずれのストレッチを用いる際も、癒着性関節炎が強い痛みを伴うということを忘れないことが重要である。従って、1つのストレッチを限られた時間だけ慎重に行い、その効果について患者に後日確認する。

手始めとして簡単な方法は、図6.5のように腕を支えて、肩甲上腕関節の軟部組織を優しく牽引することである。可動域が制限されているため、外転は難しいかまたは痛みを及ぼすことを覚えておく。腕を身体近くで支えることが必要である場合が多い。この写真では、療法士はストレッチが肩関節に集中するよう腕を保持している。経験を積みながら、自分自身と患者にとって最適に施術できる手の保持位置を見つける。

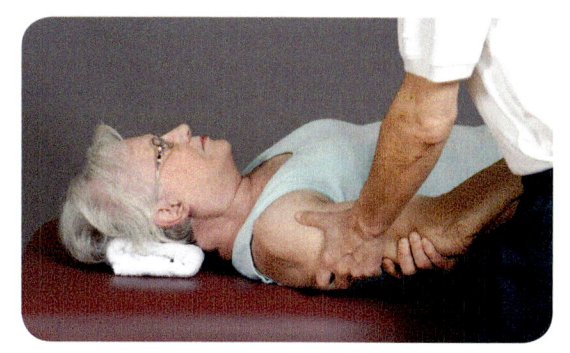

図6.5

このストレッチは、患者を座位にしても実施できる（図6.6）。短所としては、背臥位で同じストレッチを行うときほど患者がリラックスできないことである。また、座位のとき患者はストレッチされている方へ傾きがちだが、背臥位では身体の重みに対して腕を牽引することができる。

症状の後期に可動域を改善するとき、徒手療法士は患者の凍結肩を回復するためのリハビリテーションを促すため、様々な随伴運動を行ってもよい。最初のストレッチとして安全に組み込めるこうした運動の1つは、肩の前面に優しい圧迫をかけることである（図6.7）。これにより関節前部の軟部組織がストレッチされ、ストレッチにより滑り運動（肩甲上腕関節に対する上腕骨頭の前部から後部への運動）がもたらされれば関節の可動域の改善にも役立つ。

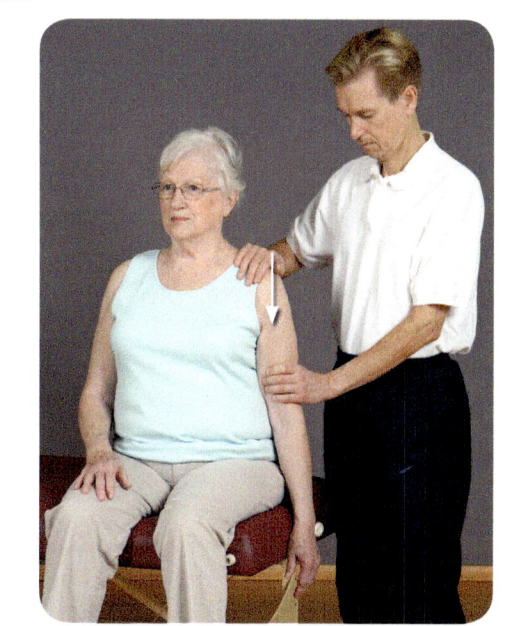

図6.6

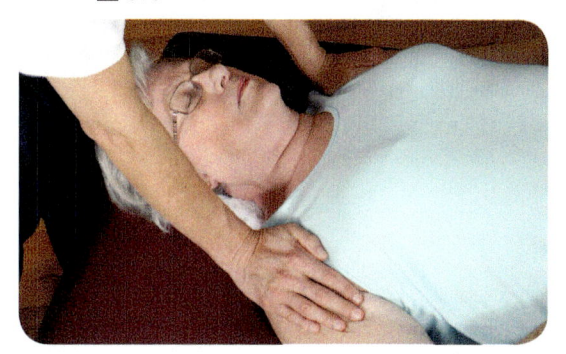

図6.7

肩

肩関節硬直

　癒着性関節炎に関する全セクションのストレッチはすべて、患者の肩関節が非常に硬直している場合にも役立つ。その他の有用なストレッチを次に示す。これらは、癒着性関節炎の患者よりも外転と外旋の角度が大きいことを前提とする。

自動的ストレッチ

　癒着性関節炎のセクションに掲載したストレッチ（図6.1、6.2、6.3、6.4）に加え、患者は図6.8および図6.9に示すストレッチを試すことができる。図6.8では、タオルを用い、左手でタオルを持つ場合は、背部で右手を優しく引き上げて、右肩関節の可動域を改善できる。図6.9では、患者はほうきの柄に体重をかけ、杖を用いて内転筋を等尺性収縮する人が張ることの多い関節の下方関節包をストレッチしている。

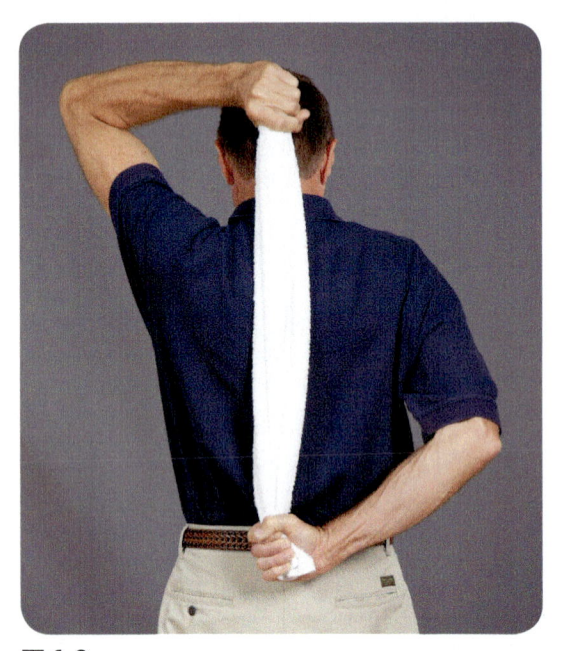

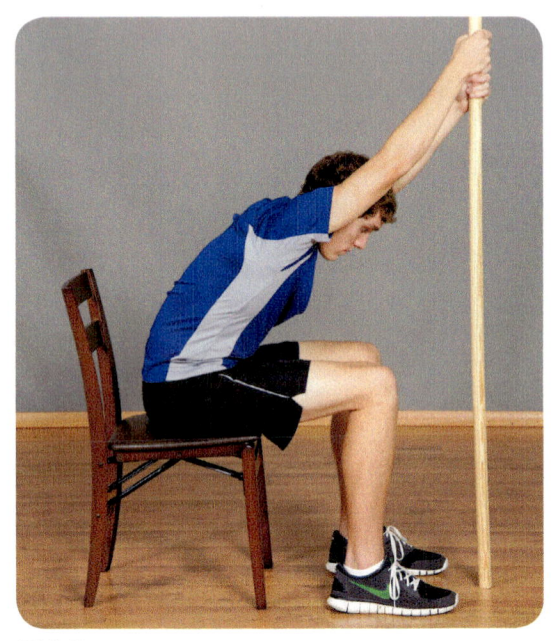

図6.8　　　　　図6.9

肩

他動的ストレッチ

　図6.6、6.7、6.8のストレッチはいずれも最初のストレッチとして優れている。図6.5に示すストレッチの別法は、肩関節を優しく牽引した後、患者に頭を向こうへゆっくりと回転するよう指示して（頸部側屈）、図6.10のように耳を肩と水平にすることである。筋と筋膜が頭部、頸部、肩をつないでいるため、このように頭を動かすことで肩を牽引するだけの場合や頸部を屈曲するだけの場合よりも、肩の軟部組織の緊張を高めることができる。

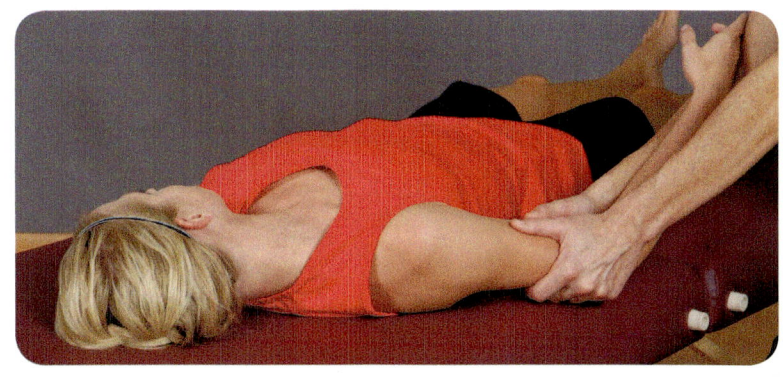

図6.10

ヒント　療法士は、患者が頭を動かす前にまず優しく牽引することが重要である。こうすることで、患者にストレッチさせる。

　この関節の可動域を改善する別の方法は、様々な肢位で牽引することである。例えば、患者を背臥位（図6.11）または腹臥位（図6.12）にして90度屈曲させてみる。（この関節の外転が制限されている場合は図6.16の使用も検討する。）これらのいずれのストレッチでも、肘関節を牽引しないよう別の手の位置を使う練習をする。

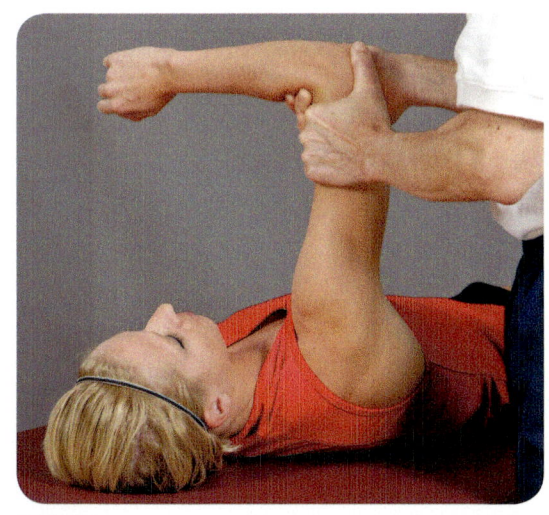

図6.11

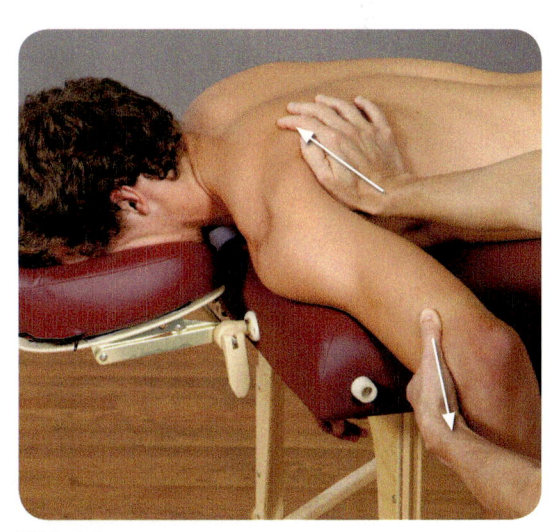

図6.12

肩

　上腕骨の内転のストレッチには注意する（図6.13）。外転を制限する組織の伸張を促すために、手関節に対して優しく大きな圧迫が必要になる。

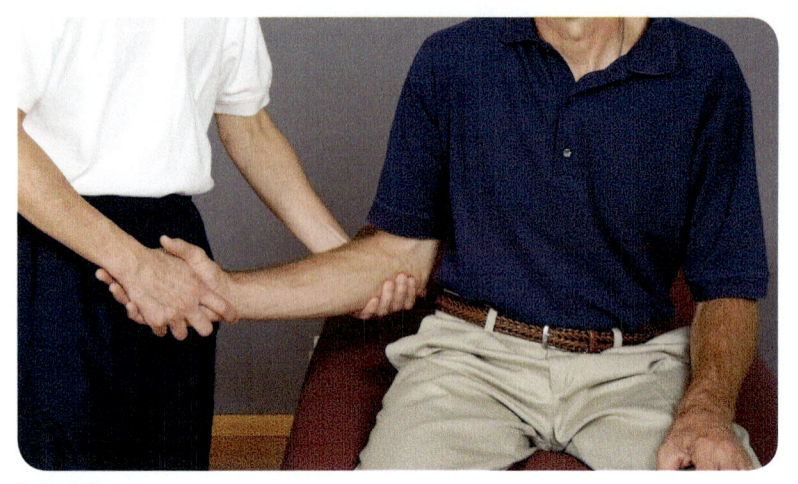

図6.13

| ヒント | ストレッチ6.13と6.6を交互に用いることにより肩関節硬直の改善が促される場合がある。

上腕骨内転筋の短縮

　脊柱後弯の人や投げる動作に関連するスポーツをする人は、上腕骨内転筋が短縮することが多い。内転筋には大円筋や肩甲下筋、および、三角筋の前部線維と大胸筋が含まれる。

自動的ストレッチ

　外転筋の強化を促すエクササイズは、内転筋の緊張緩和にも役立ち、ストレッチ・プログラムを補助するものとして適している。そのようなエクササイズの例を図6.14および6.15に示す。抵抗バンドを引いて棘下筋などの筋を作用させることにより内転筋の作用が抑制されるため、6.13などの他動的ストレッチを適用する前に行うとよい。

> **ヒント** 図6.14および6.15に示す運動は異なる点に注意する。図6.14では腕を内転しているのに対し、図6.15では外転している。内転する方が快適と感じる患者もいれば、外転する方が快適な患者もいる。

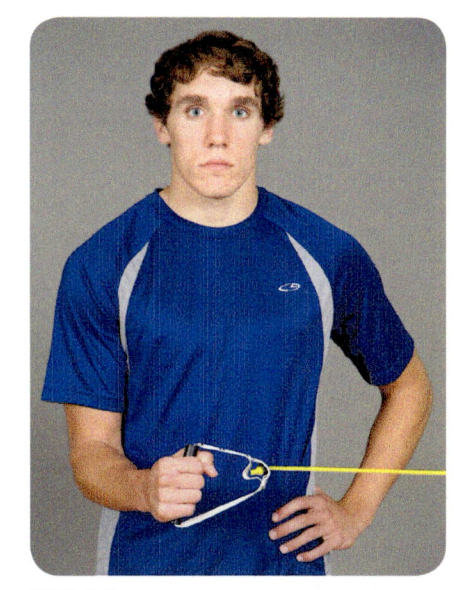

図6.14

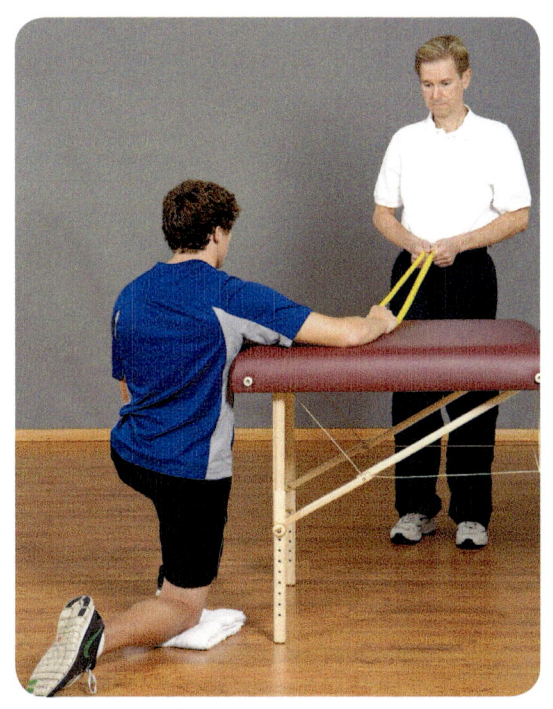

図6.15

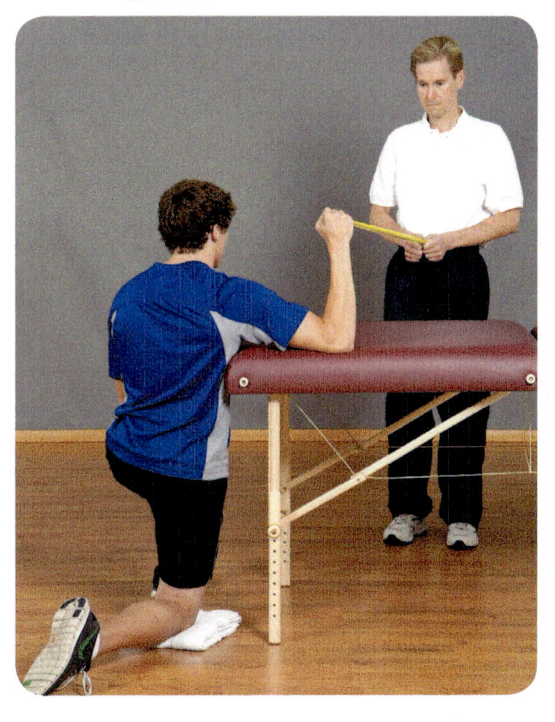

肩

他動的ストレッチ

　内転筋の短縮を治す1つの方法は、肩の牽引（図6.10）と回転筋自体のストレッチ（図6.16）の両方のストレッチを適用することである。この例では、腕を90度に外転しているが、肩関節が硬直している場合、必ずしも誰もがこの外転角度を快適だと感じるわけではない。

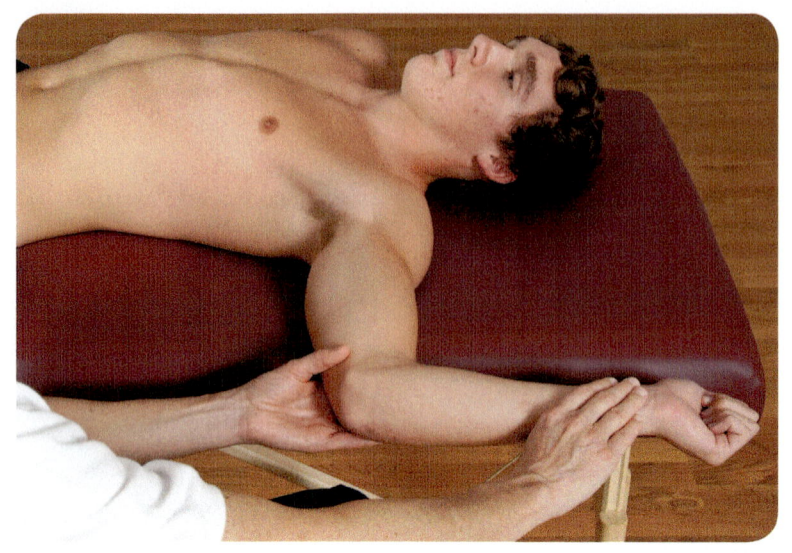

図6.16

ヒント　これは、筋エネルギー・テクニック（MET）を適用するのに適した開始肢位である。この肢位でMETを実施して上腕骨内転筋のストレッチを促す方法については、44ページのプロトコルを参照されたい。

ローテーターカフの筋挫傷

　ローテーターカフの筋は棘上筋、棘下筋、小円筋および肩甲下筋である。これらのうち一つ以上の筋の断裂は、スポーツ選手、特に腕を頭の上に反復する運動を用いるアスリートに多くみられる。高齢者は、外傷や過用の既往歴がなく重度な肩の痛みを訴え、検査でローテーターカフの断裂が認められることがある。高齢者がこれらの断裂を受ける原因は不明だが、通常の退行過程に伴う血流の減少と考えられる。正常な可動域の回復に加え、リハビリテーション中に筋力の回復と筋力の制御を促すようデザインされた運動や肩関節の総合的な安定性が課題となることを覚えておくことが重要である。

急 性
　急性期は炎症または痛みがあると考えられる。この時期のストレッチは推奨されない。

亜急性
　痛みと炎症が減少したら、優しいストレッチを注意して適用することにより関節可動域の維持と回復に役立つ。

自動的ストレッチ
　癒着性関節炎のセクションに掲載する全自動的ストレッチは亜急性期のローテーターカフの筋挫傷に役立つ（図6.1、6.2、6.3、6.4を参照）。振り子運動またはいずれかの形態での自己牽引は優しく最小限に行うこと。さらに、痛みがないのであれば図6.17のように肩の後方関節包をストレッチすることが重要である。

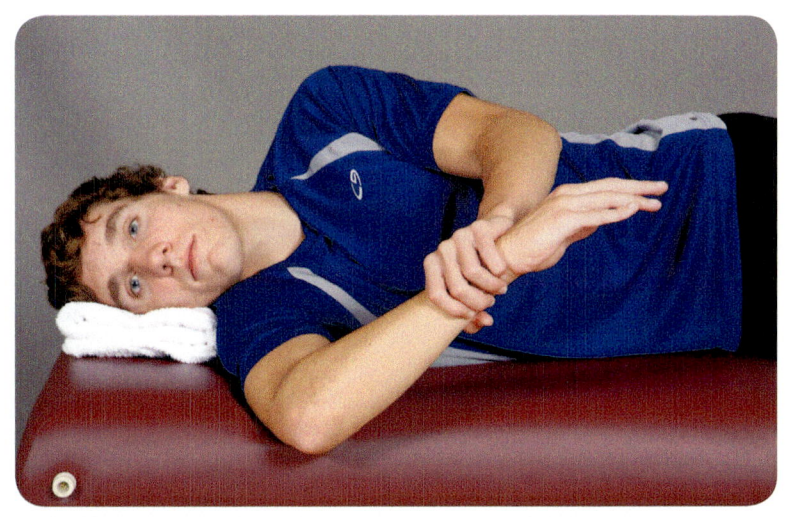

図6.17

肩

他動的ストレッチ

　図6.18のように患者を寝かせ、腕を優しく内転させて後方関節包をストレッチする。このストレッチは、リハビリテーションの後期に痛みがない場合に限って行う。

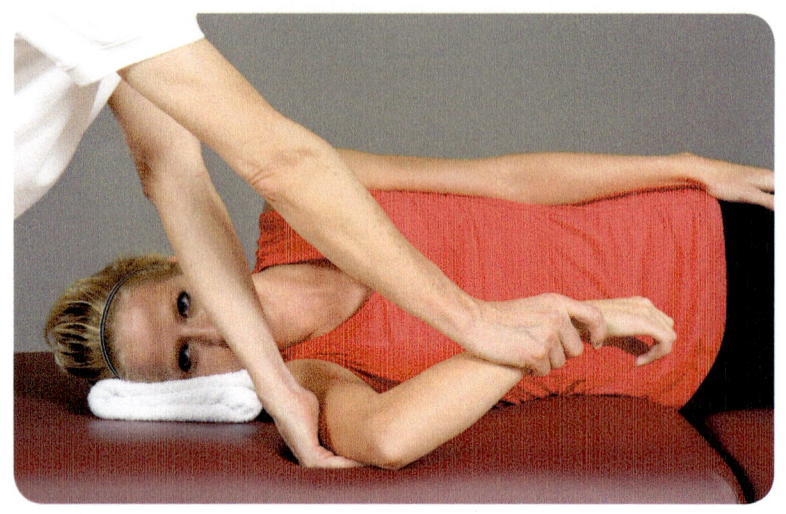

図6.18

棘上筋腱炎

棘上筋腱の損傷は、野球、テニス、水泳などの頭上での腕の反復運動を用いるスポーツをするアスリートに多い。上腕骨頭の安定筋かつ上腕骨の外転筋であるばかりでなくローテーターカフの一部であるため、棘上筋を単独でストレッチすることは難しい。棘上筋のストレッチには牽引に加えて内転が必要であり、これを行うのは難しい。

急性
痛みや炎症がある場合、棘上筋のストレッチは推奨されない。

亜急性
痛みが軽減した場合は、亜急性期にストレッチ・プログラムを始めることは有用である。

自動的ストレッチ
頸部を側屈してまたは側屈しないで行う腕の内転が有用である。この写真では、患者は右肩の棘上筋をストレッチしようとし、軟部組織のストレッチをさらに強化するために左へ側屈している。

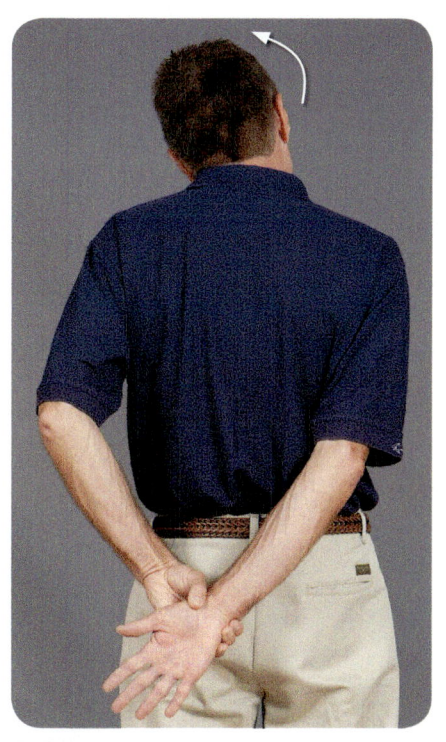

図6.19

肩

他動的ストレッチ

　棘上筋は頸部の筋膜と同じ筋膜に包まれているため、まずは図6.10のように頸部を側屈しながら肩関節を優しく牽引する。別の方法は、僧帽筋の上部線維の下層の筋を特定することである（図6.20）。その後、その部位に静的な圧迫をかける。それを行うとき、患者に手を足の方へ下げて肩を下制するよう指示する。圧迫により皮下構造の軟部組織の部位がロックされ、軟部組織リリースのように作用する。

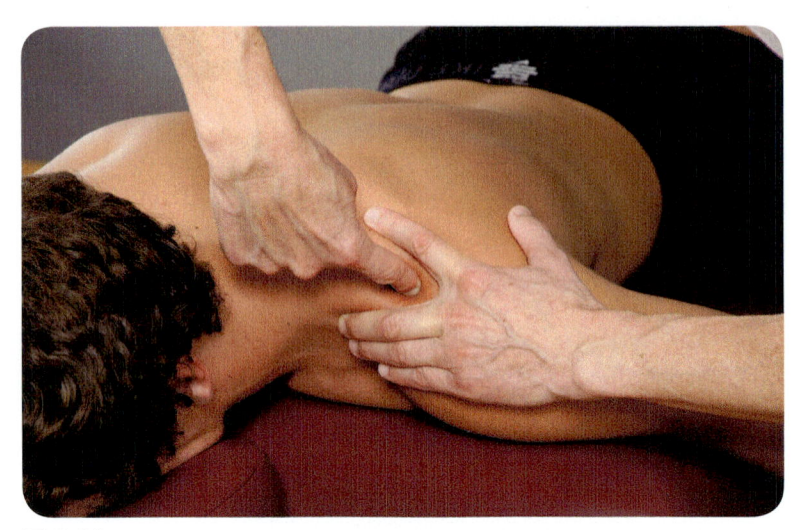

図6.20

乳房切除術後

　術後治療と同様、乳房切除術には様々な種類があり、術式も様々であるため、担当した外科医の指針に従い、手術を実施し患者が回復中の施設の治療プロトコルを順守することが重要である。術後の心配から、腕の外転を恐れる女性もいる。回復の早期段階では、守ろうという意識から身体ががんじがらめになってしまう。しかし、この姿勢を維持することで、肩、胸部、頸部の筋膜と軟部組織が短縮し緊張してしまうため、後々適切な機能に有害となる。従って、患者が自信を取り戻し、ストレッチ・プロトコルに従うよう働きかけることが重要である。そのようなプロトコルには、以下の種類のストレッチが含まれる。

自動的ストレッチ

　癒着性関節炎のセクションに紹介した自動的ストレッチは、肩関節の可動域を回復するための乳房切除術後早期のリハビリテーションに役立つ（図6.1、6.2、6.3、6.4を参照）。さらに、図6.21および6.22のような腕を使った壁の伝い上りは、それぞれ屈曲と外転の改善に有用である。

他動的ストレッチ

　医師からストレッチの許可を得ているのであれば、図6.5、6.6および6.7のようなストレッチが乳房切除後の女性の施術に有効である。

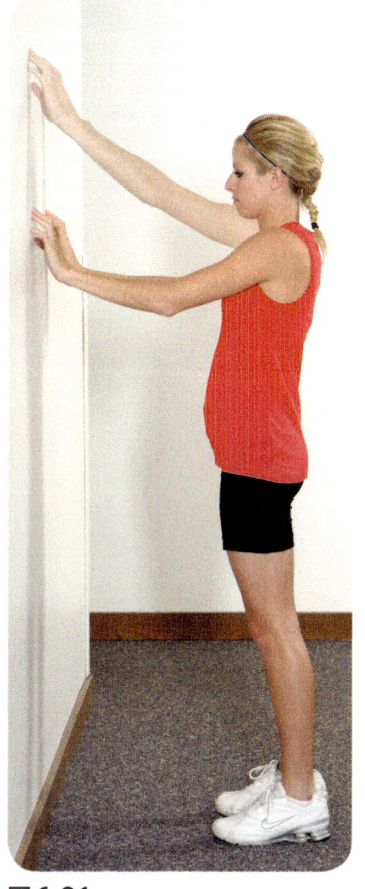

図6.21　　　　　　図6.22

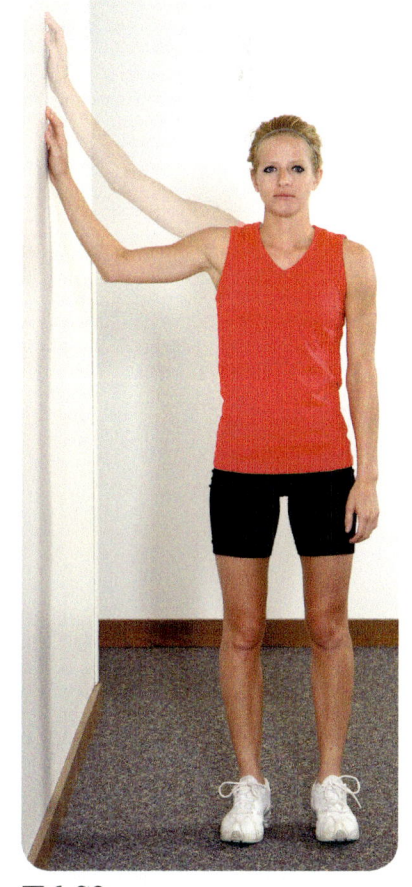

肘関節

外側上顆炎(テニス肘)

　外側上顆炎はテニス肘として一般に知られており、手関節の伸筋の過用から起こる有痛性症状で、伸筋の共通の起始部である上腕骨外側上顆全体の痛みを特徴とする。一般に休息が勧められ、手関節の使用が制限されるとともに肘関節伸筋の使用が避けられる。ストレッチは、手関節と肘関節の可動域を維持する上で役立つが、何より痛みが緩和される点で重要である。

自動的ストレッチ

　図6.23のように肘関節を伸展して、手関節伸筋のストレッチの方法を患者に実演する。手関節伸筋は上腕骨外側上顆を起始部として肘関節に上行するため、肘関節を屈曲して行うと効果は小さくなる。だが、肘を伸展してストレッチすると痛む場合は、肘を屈曲して始める。

他動的ストレッチ

　他動的ストレッチは座位（図6.24）または背臥位で行うことができる。

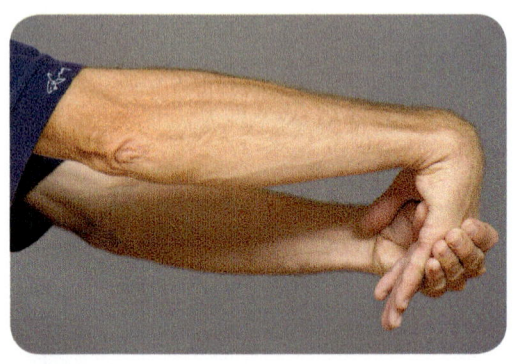

図6.23

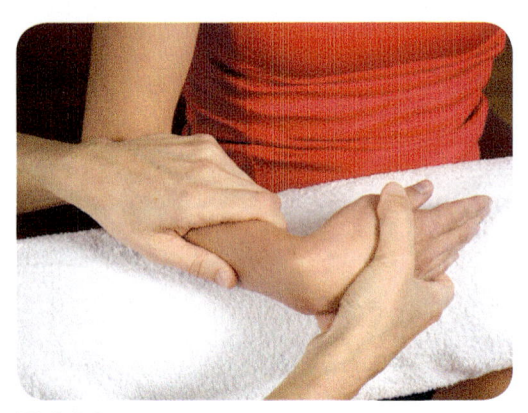

図6.24

ヒント　患者を腹臥位にしてストレッチを実施したい場合は、患者の腕を頭の上に外転して治療台の端に手を休め、手関節が屈曲できるようにすればよい。

肘関節

内側上顆炎(ゴルフ肘)

　手関節と指の屈筋の過用により内側上顆炎が起こる。内側上顆炎はゴルフ肘として知られ、屈筋の共通の起始部である内側上顆の痛みを特徴とする。

自動的ストレッチ

　内側上顆炎のストレッチの例を図6.25および6.26に示す。これらのストレッチは患者が壁あるいはテーブルに掌を休めて行うよう容易に修正できる。テーブルに手をついて行うストレッチでは、患者が肘関節と手関節に体重をかけることができ、リハビリテーションの後半になるほど望ましい場合がある。

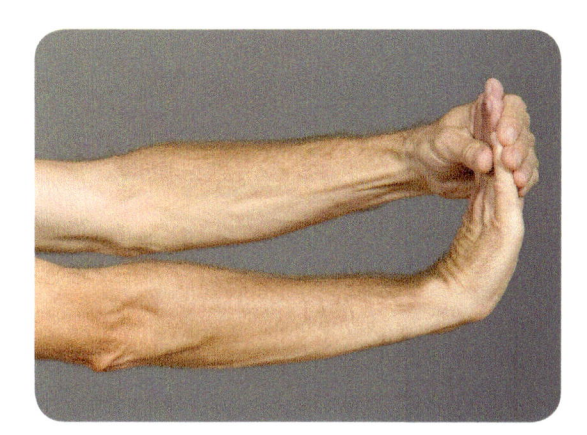

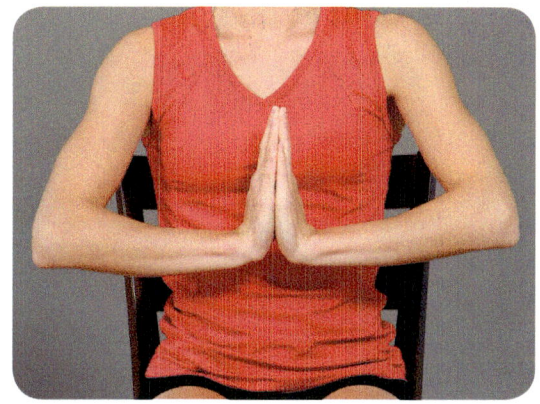

図6.25

図6.26

他動的ストレッチ

　外側上顆炎の伸筋の他動的ストレッチと同様、手関節屈筋のストレッチは患者を座位(図6.27)または背臥位にして実施できる。肘関節と指を完全に伸展して行うとストレッチが強化される。

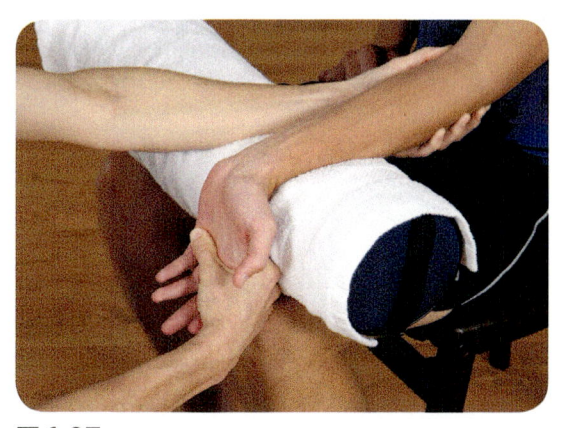

図6.27

肘 関 節

肘関節硬直

　関節硬直はその部位の術後ばかりでなく、上腕骨骨折など症状による上肢の固定の後にもよく起こる。肘関節の運動を改善しようとする上で、屈曲や伸展だけでなく回外と回内を取り入れることが重要である。

自動的ストレッチ

　患者は、肘関節の伸展と屈曲を行って関節の完全な伸展または完全な屈曲を確保しようとすることにより、可動域の改善が促される。この動きを容易にする1つの方法は、患者がストレッチを行う間、図6.28のように腕をテーブルの上に乗せるかまたは図6.29のようにもう片方の手を使ってストレッチを促すことである。

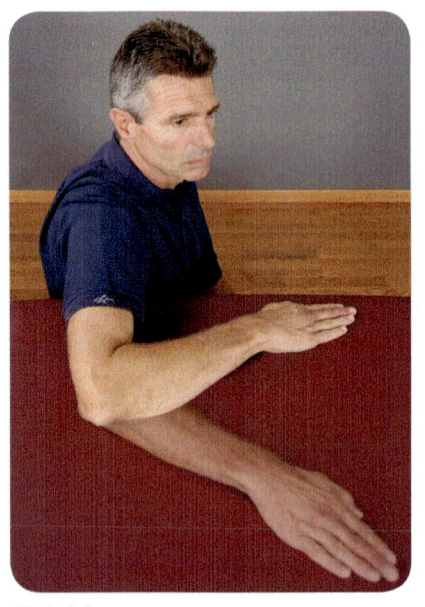

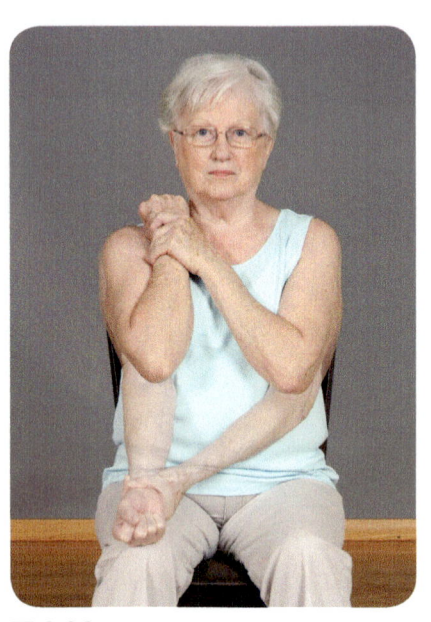

図6.28　　　　　　　　図6.29

肘関節

他動的ストレッチ

　肘関節の他動的な屈曲および伸展（図6.30）は簡単に行うことができ、肘関節の可動域の維持または改善を助ける。肘関節の可動域を正常にするには、他動的な回外および回内も必要となる。これを行う1つの方法は、図6.31のように患者の手を持つことである。

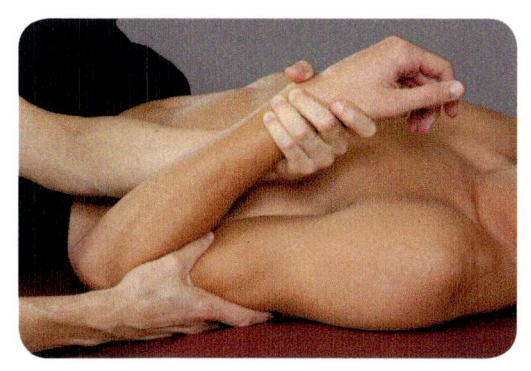

図6.30

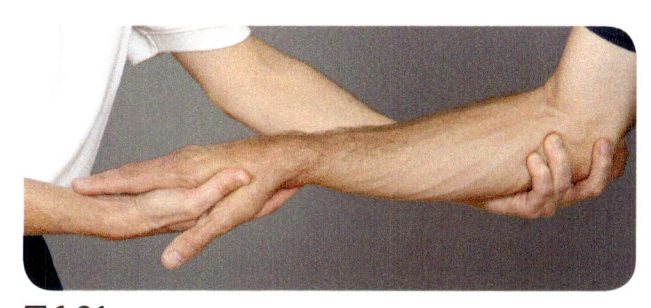

図6.31

手関節、手、指

手関節捻挫

　手関節の靭帯の捻挫は、アスリートにもそれ以外の人にもよく起こる損傷である。一般に、スポーツ中に遠く伸ばした手の上に転倒したときや、高齢者が雨で足元の悪い中で足を滑らせたときなどに起こる。治癒するまで、三角筋で腕を保護しながら保持し帯具や副子で固定するのが一般的である。骨折を含む重度な例では、手関節にギブスが装着される。固定の結果、手関節の軟部組織は硬直し、屈曲、伸展、橈屈および尺屈が制限される。回外と回内も制限される。可動域は非常に様々であり高齢者ほど減少するため、左右の手関節を比較することが重要である。

急性

　手関節捻挫の急性期のストレッチは推奨されない。

亜急性

　痛みや腫れが治まったら、亜急性期に始めるのであれば優しいストレッチがよい。靭帯の治癒には数週間かかるので、患者へのアドバイスに注意を要し、再損傷を避けるためストレッチは控えめに行う。

自動的ストレッチ

　自動的ストレッチは、可動域の改善を促すために必要である。屈曲と伸展（図6.32）、橈屈と尺屈（図6.33）の4つの動きを維持する。これらの可動域は手関節捻挫後、組織の腫れと軟部組織拘縮の増大によって大幅に減少していることに注意する。単純な自動的ストレッチとしては、患者が4つの動きを練習することが挙げられる。手関節の屈曲によって手関節と指の伸筋をストレッチし、手関節の伸展によって手関節と指の屈筋をストレッチする。前腕の橈側への手関節の側屈により尺屈筋をストレッチし、前腕の尺側への手関節の側屈により橈屈筋をストレッチする。患者は、痛みのない範囲で小さな動きから始め、時間をかけて範囲を徐々に大きくしていく。自動的な屈曲および伸展運動の方が、橈屈および尺屈より簡単であるため先に行う。

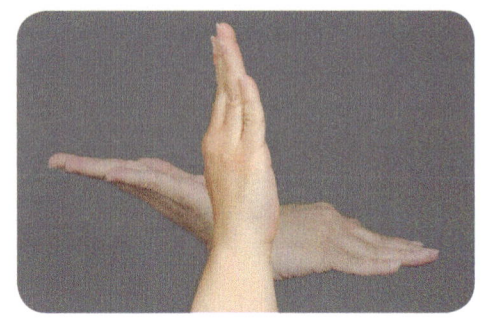

図6.32

> **ヒント** 指の屈筋と伸筋の長い腱が手関節を交差しているため、指のストレッチ（図6.34、6.35および6.36）も重要である。

他動的ストレッチ

　手関節捻挫の亜急性期に他動的ストレッチは推奨されない。

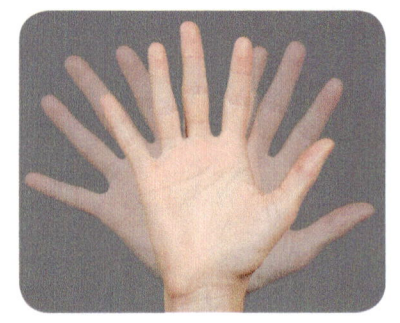

図6.33

手関節、手、指

手関節と指の硬直

　他の関節と同様、手関節は損傷や固定の後硬直する。自動的ストレッチと他動的ストレッチは、関節可動域の増大と関連する筋のストレッチに役立つ。

自動的ストレッチ

　手関節の可動域を改善するには、図6.32と6.33のストレッチから始める。手関節と指の両方の伸展を改善するには、図6.34のように指を互いに交差していく。

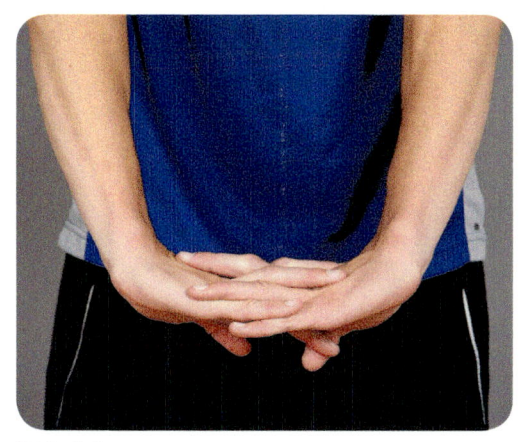

図6.34

　補助器具も役立つ。例えば、テニスボールを使うと、指と手関節の屈筋腱をストレッチする際に役立つ（図6.35）。これに対し、図6.36のようにバンドを用いると、指の屈曲の改善と伸筋腱のストレッチに役立つ。

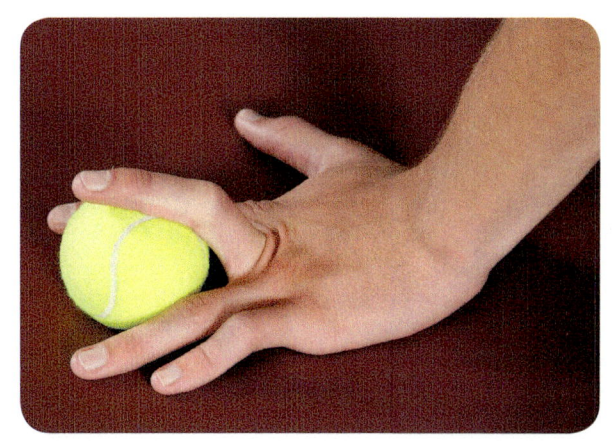

図6.35 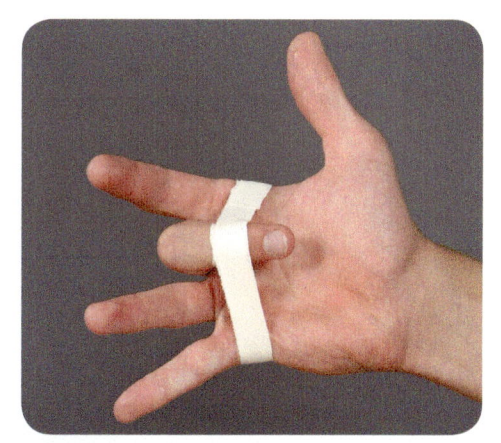　　　　　　　　　図6.36

107

手関節、手、指

他動的ストレッチ

　手関節の他動的な牽引（図6.37）、屈曲（図6.38）、伸展（図6.39）および橈屈と尺屈（図6.40）が実施できる。図6.39のような指の伸展によって、手関節屈筋腱のストレッチが強化され、これは手関節伸展を回復した後に取り入れることができる。

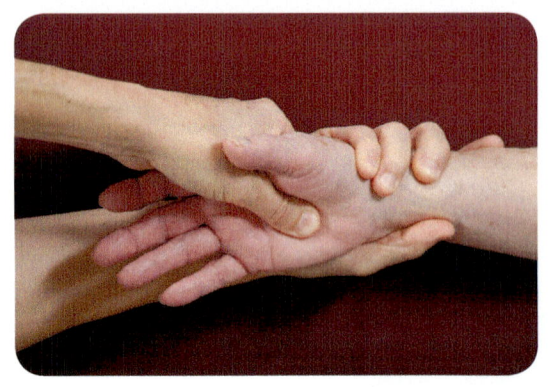

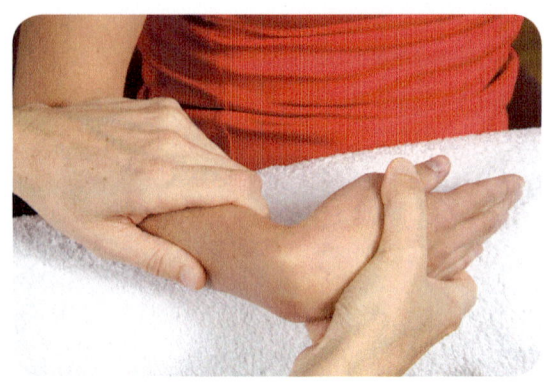

図6.37

図6.38

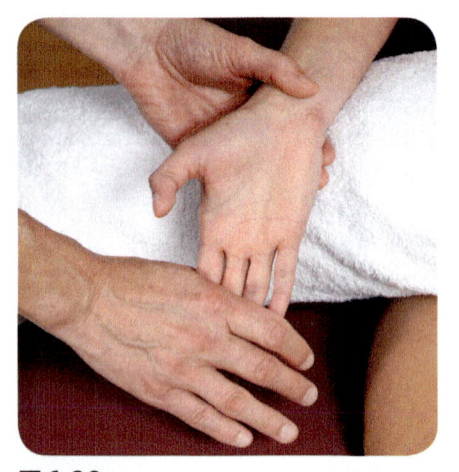

図6.39

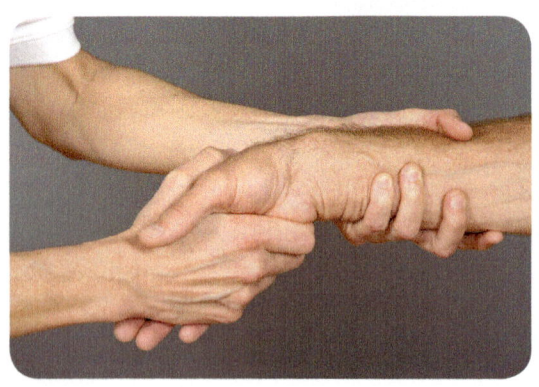

図6.40

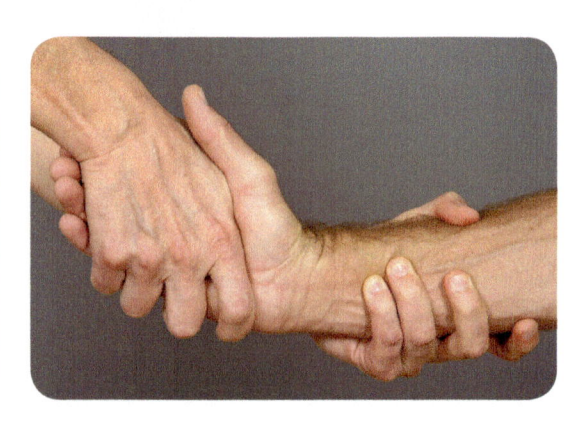

手関節、手、指

手根管症候群

　手根管症候群は、手関節を構成する8つの小さな骨によって形成される手根管を通る正中神経の障害に関する症状の名称である。この症状は、手根管内部の圧迫によって神経の虚血が起こることが原因と考えられる。すると、手と指に痛みや障害が起こり、多くの場合前腕の痛みを伴う。前腕、手関節および指の軟部組織をストレッチすることにより、手根管内の圧迫が緩和されるため、より侵襲的な治療を補助するものとして有用である。しかし、患者はこの症状とともにしびれ感や疼き、痛みを感じる場合が多いため、他動的ストレッチは療法士が常に患者からのフィードバックを求めながら注意して行う。症状を悪化させないことが重要である。症例はそれぞれ異なるため、ストレッチはまず軽くから始め、痛みの改善に注目する。夜間の運動により症状が悪化するため、患者によっては手関節に副子を装着して眠る必要がある。そのため、手関節の屈曲または伸展運動はそのような患者には有益ではない。だが、研究から示唆される通り症状が手根管内の圧迫の増大によるものであるなら、手関節周辺および前腕の軟部組織のストレッチは有用となる。

自動的ストレッチ

　手関節の自己牽引（図6.41）は有用である。

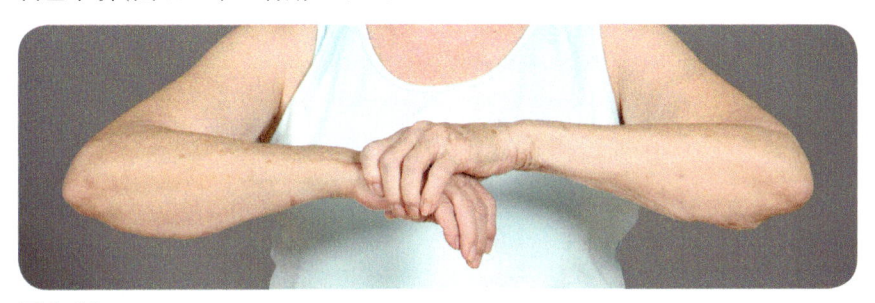

図6.41

他動的ストレッチ

　図6.37に示す他動的ストレッチは力が優しいものなので始めに行うのにはよい。図6.42に示す掌側のストレッチは、患者がストレッチを感じ取り、フィードバックすることができるのであれば、痛みの緩和に役立つ。

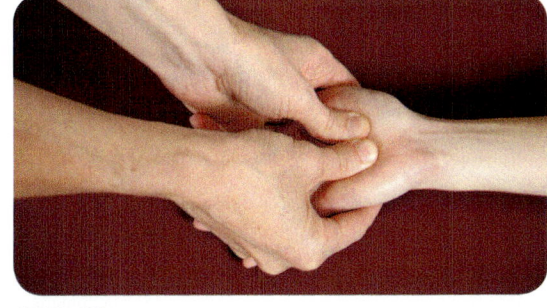

図6.42

109

問 題

1. 腕を振り子運動のようにゆらすことは何のために行うのか、また、どのような症状に有用か。
2. 内転筋の張りを有する患者について、外転筋の強化エクササイズをストレッチ・プログラムに組み入れる理由は何か。
3. 内側上顆炎と外側上顆炎について、ストレッチを行うときに肘関節の伸展を維持することが必要なのはなぜか。
4. 手関節損傷からの回復を助けるときに指のストレッチも重要なのはなぜか。
5. 手関節捻挫の後に回復が必要な手関節の4つの運動を挙げよ。

（解答は167ページ）

体幹のストレッチ

　世間一般にもっとも多い病訴の1つが腰痛である。本章では、腰だけでなく胸椎や頸椎のためのストレッチの例を紹介する。本章の筋骨格症状には、亜急性の鞭打ち症、痙性斜頸、頸部硬直、頸筋の緊張、脊柱後弯症、腰部の筋挫傷、腰椎の硬直が挙げられる。44種類のストレッチを取り上げ、うち25種が自動的ストレッチ、19種が他動的ストレッチである。これらを表7.1に一覧で示す。

　注意：病状ごとに本表に挙げたストレッチは、使用できるあるいは使用しなければならない、唯一のストレッチではない。各セクションの中で、ストレッチの修正や本章の他の部分で紹介するストレッチを含む推奨についてのヒントが多く示されている。各病状に用いることができるその他のストレッチについては、表7.1に斜体で示す。表中の数字（7.1、7.2など）はストレッチを説明する図の番号である。ストレッチを修正して行うためのヒントも掲載する。

表7.1　体幹のストレッチ

	自動的	他動的
頸部		
鞭打ち症：急性	推奨せず	推奨せず
鞭打ち症：亜急性	7.1、114ページ 7.2、114ページ 7.3、114ページ 7.4、114ページ	7.5、114ページ
痙性斜頸（斜頸）	7.6、115ページ	*7.5、114ページ*
頸部硬直	7.7、116ページ *7.1、114ページ* *7.2、114ページ* *7.3、114ページ* *7.4、114ページ*	7.8、117ページ 7.9、117ページ 7.10、118ページ 7.11、118ページ 7.12、118ページ 7.13、119ページ 7.14、119ページ 7.15、119ページ 7.16、119ページ *7.5、114ページ*

続く

続き

	自 動 的	他 動 的
頸 部		
頸筋の緊張	7.17、120ページ （強い圧迫で） *7.1、114ページ* *7.2、114ページ* *7.3、114ページ* *7.4、114ページ* *7.6、115ページ* *7.7、116ページ*	*7.5、114ページ* *7.8、117ページ* *7.9、117ページ* *7.10、118ページ* *7.11、118ページ* *7.12、118ページ* *7.13、119ページ* *7.14、119ページ* *7.15、119ページ* *7.16、119ページ*
体 幹		
脊柱後弯症	*7.18、121ページ* *7.19、122ページ* *7.20、122ページ* *7.21、122ページ* *7.22、123ページ*	*7.23、123ページ* *7.24、123ページ* *7.25、124ページ*
腰の筋挫傷：急性	推奨せず	推奨せず
腰の筋挫傷：亜急性	*7.26、125ページ* *7.27、126ページ* *7.28、127ページ* *7.29、127ページ* *7.30、128ページ* *7.31、128ページ* *7.32、128ページ* *7.33、128ページ* *7.34、129ページ* *7.35、129ページ* *7.36、129ページ* *7.40、131ページ*	*7.37、130ページ* *7.38、130ページ* *7.39、130ページ*
腰椎の硬直	*7.40、131ページ* *7.41、131ページ* *7.26、125ページ* *7.27、126ページ* *7.28、127ページ* *7.29、127ページ* *7.30、128ページ*	*7.42、132ページ* *7.43、132ページ* *7.44、133ページ* *7.37、130ページ* *7.38、130ページ* *7.39、130ページ*
椎間板ヘルニア：回復後	医師の許可を得て *7.26、125ページ* *7.27、126ページ* *7.28、127ページ* *7.29、127ページ* *7.30、128ページ* *7.40、131ページ* *7.41、131ページ*	医師の許可を得て *7.37、130ページ* *7.38、130ページ* *7.39、130ページ* *7.42、132ページ* *7.43、132ページ* *7.44、133ページ*

頭部と頸部

鞭打ち症

　鞭打ち症は、正常な可動域の最終域周辺で頸部に突然強い力がかかることにより起こる頸部の損傷である。鞭打ち症は一般的に、頭が伸展の方向、屈曲の方向へと順に投げ出されたり、横から横へと側屈の方向へ投げ出されたりする自動車事故に関連する。しかし、その他にも頭部や頸部を突然振動するような場合に損傷は起こりうる。一部の構造の突然の伸張や断裂およびその他の圧迫によって、頭部を動かすことが痛みを伴う辛い症状またはできない症状を特徴とする。鞭打ち症によって、頸部の筋や腱、靭帯、椎間板または頸椎関節包などの構造にも損傷が起こる場合がある。血管や神経が引き伸ばされ、悪い場合は頸椎の骨折も起こりうる。

急性

　鞭打ち症の早期にストレッチは禁忌である。痛み、軟部組織の腫れおよび筋痙攣が強すぎて安全にストレッチすることができないのである。さらに、自動的ストレッチにせよ他動的ストレッチにせよ、患者は浮動性めまいや頸部の運動への恐怖感を抱く可能性がある。しかし、症状の慢性化の可能性を低減するために（安全であると考えられる場合は）できるだけ早く正常な活動を取り戻すことが患者にとって重要である。そのため療法士は、安全に介入できるもっとも早い時期を決定するため、医師と連絡を取ることが基本である。

亜急性

　できるだけ早く関節可動域を維持および改善することが重要である。療法士の介入が遅れると、患者は斜頸を発症することがある（115ページを参照）。亜急性期は、正確に定義することは難しいが、痛みが治まったときといえる。ほとんどの場合、次に示す優しい可動域改善ストレッチを実施することが鞭打ち症の回復には効果的となる。しかし、患者がこれらの動きを行う間に痛みやしびれ感、疼きあるいは浮動性めまいを経験する場合は中止しなければならない。

自動的ストレッチ

　鞭打ち症の患者はソフトカラーで頸部を固定されており、取り外されると不安感が残って、再損傷を恐れ頭部と頸部を正常に動かすのを嫌がる。頸部の組織が短縮する結果、頸部だけでなく肩にも機能障害が起こる。従って、できるだけ早く頸部の正常な可動域を回復することが重要である。簡単な可動域エクササイズは安全だがストレッチの手段としてまだ多くは用いられていない。1日の間に一定間隔でゆっくりと屈曲（図7.1）、伸展（図7.2）、側屈（図7.3）および回旋（図7.4）を行うよう患者に指示する。屈曲を行うことで頸部の伸筋（脊柱起立筋、僧帽筋上部線維など）のストレッチが促され、伸展を行うことで頸部の屈筋（斜角筋）のストレッチが促され、側屈と回旋を行うことで頭部を横に向けるときの僧帽筋上部線維や胸鎖乳突筋などのストレッチが促される。もっとも効果的に行うには、患者は肩を前方へ向けたままで体幹を片側へ屈曲したり回旋したりしないようにする。

頭部と頸部

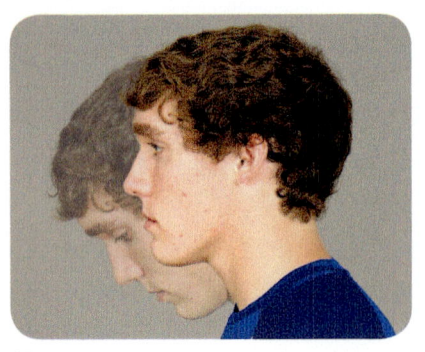

図7.1

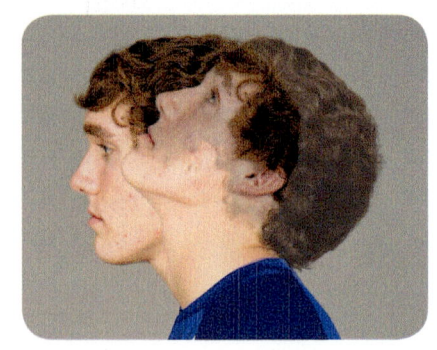

図7.2

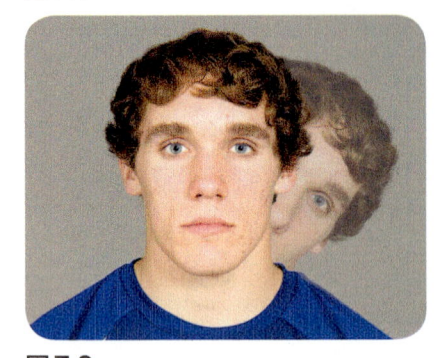

図7.3

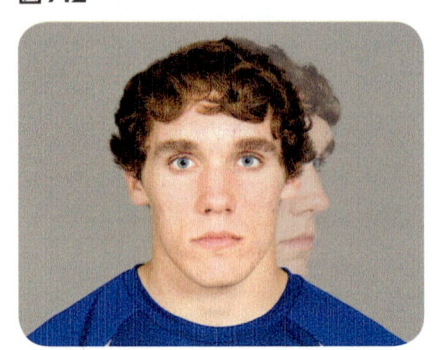

図7.4

> **ヒント** 患者が手を膝の上に置いたまま座位でこれらのストレッチを行うことを不快に感じる場合、肩がわずかに他動挙上されるように椅子の肘かけなどに前腕と肘を休めさせる。この肢位では、肩を挙上する筋（肩甲挙筋や僧帽筋上部線維など）と関連する筋膜の緊張がわずかに減少して、頸部の自動的ストレッチがより快適になる。

他動的ストレッチ

安全かつ優しいストレッチは、タオルを使って頸部回旋を促すことである。こうすることで、組織への緊張が最小限になる。患者の頭の下にタオルを置き、タオルを優しく動かして、他動回旋を及ぼす（図7.5）。

> **ヒント** 患者は頭の下に治療台の存在を感じることができると、支えられていると感じ、治療台の存在が感じられない場合よりもリラックスしやすい。従って、頭を持ち上げることは必須ではなく、実際には不利益になる可能性もある。

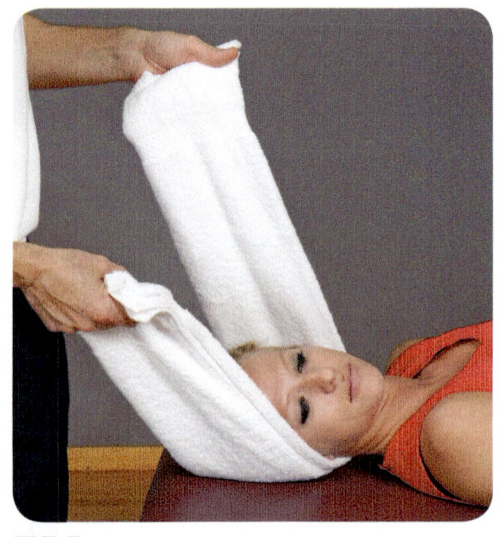

図7.5

頭部と頸部

痙性斜頸（斜頸）

斜頸にはいくつかの種類がある。痙性斜頸は、鞭打ち症など患者が過去に頸部に患った損傷によって発症し、胸鎖乳突筋や僧帽筋上部線維などの有痛性痙攣に関連する。

自動的ストレッチ

痙性斜頸を患った患者は頸部の自動的な運動を行うのが困難で痛みを伴う。図7.6のように痙攣を覚える側がと反対方向に頭を向けて休めるとよい。この肢位では、痙攣している筋のストレッチが促され、図のように小さい枕や支えになる物を使えば頸部の伸筋が優しく牽引されることにもなる。筋緊張を軽減するためにリラックスし、痙攣を緩和するためこの肢位を取る時間を持つよう患者に促す。

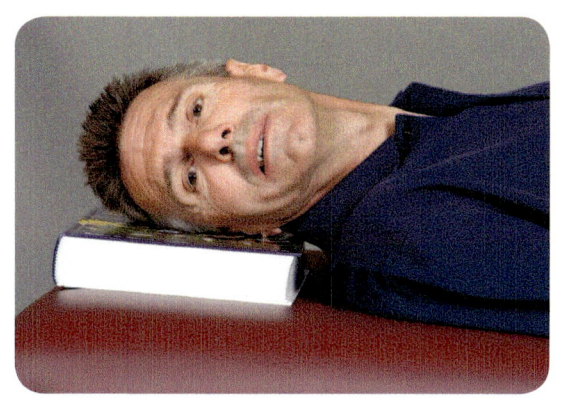

図7.6

他動的ストレッチ

図7.5のようにタオルを使った優しい他動的な運動が便利である。しかし、短縮された肢位を取ると筋が痙攣しやすいので、痙攣する側へ頭を向けるときは注意しなければならない。

頭部と頸部

頸部硬直

　頸部硬直には多くの原因がある。筋骨格的な原因のいくつかとしては、長電話やコンピュータでの作業など長時間の静止姿勢の維持が挙げられる。テニスやバドミントン、ロッククライミング、水泳など腕を頭上に挙げる運動が関係するスポーツは、頸筋の痛みや緊張を引き起こし、頭を片側に向けるとき「引っ張る」感覚を覚える。風の中で立ったり座ったりしているときや変な姿勢で寝ている場合に頸部の硬直感を訴える患者もいる。鞭打ち症を患った患者は、リハビリテーションの一環として関節可動域を扱わないと、頸部硬直感を伴う頸椎可動域の減少を経験することが多い。これらの例において、筋緊張の緩和と硬直感の軽減にストレッチが効果的である。

自動的ストレッチ

　自動的ストレッチは、頸部硬直の患者の自己管理に重要である。手始めとして、亜急性鞭打ち症のセクションで紹介した関節可動域のストレッチを提案するとよい（図7.1から7.4）。

> **ヒント** 頸椎回旋を行うことによって硬直を軽減するよう患者を促す1つの方法は、肩の向こうを見て、さらに遠くを見て、何が見えたかに注意するよう提案することである。また、過度の圧迫による回旋は、背臥位で行うと患者が行いやすい。

　頸椎の自動的な関節可動域運動は、例えば、図のように頸部側屈を行うときに患者に優しい圧迫を加えるよう提案することで修正できる（図7.7）。この例では、肩を下制する（床に腕を伸ばす）ことでさらにストレッチを促すことができる。これらの筋の一部（肩甲挙筋と僧帽筋上部線維）は肩の挙上筋でもあるためである。

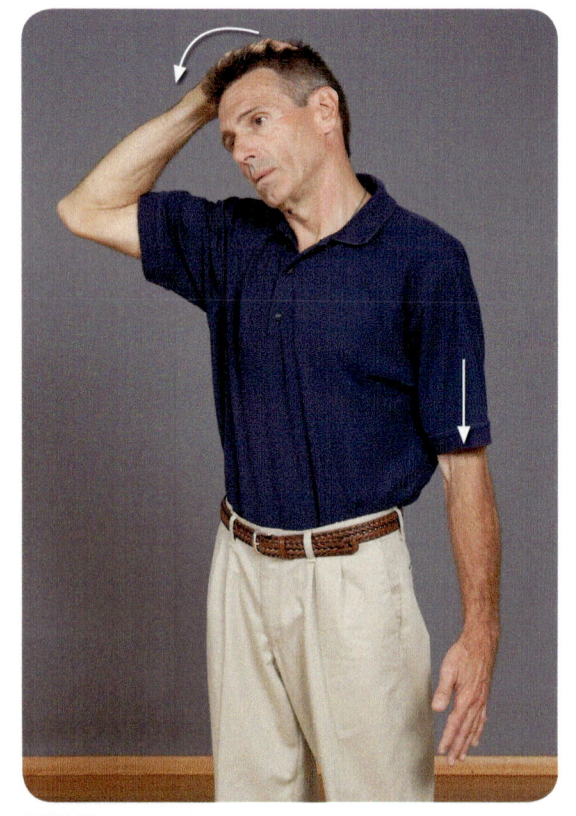

図7.7

頭部と頸部

他動的ストレッチ

　タオルを使った頸部の優しい他動回旋（図7.5）は頸部硬直の患者を治療する手始めとして有用である。マッサージ師は、図7.8のように頸部の伸筋に優しい軟部組織牽引を適用することに慣れておくとよい。適量の潤滑剤を用いて、患者の頸部のいずれかの棘突起を指先で優しく引き上げ、皮膚と皮下の軟部組織へと優しく引き込む。後頭骨への優しく持続的な圧迫により組織の変形が促され、頸部の前方屈曲が改善される。これを座位または立て膝で試し、療法士として最適な施術の位置を探る。

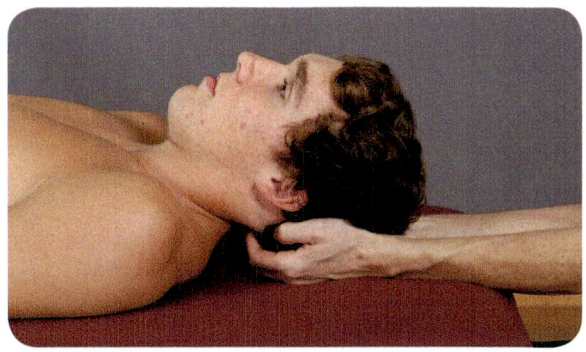

図7.8

　代わりの方法は、図7.9のようにタオルを使って優しく牽引する方法である。タオルを後頭骨に優しくひっかけ、患者の頭近くでタオルを保持して、30秒間持続的に牽引する。頸部を伸張しないようにする。

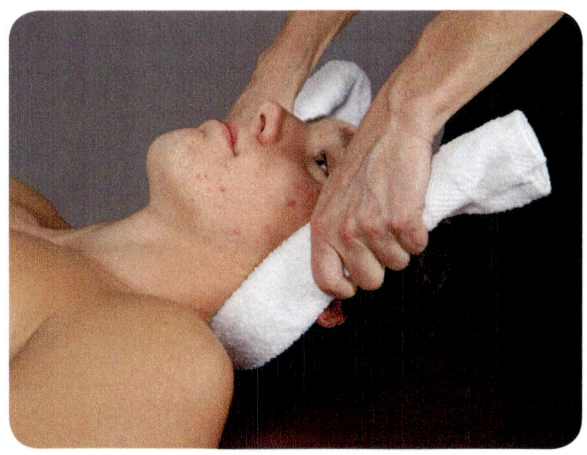

図7.9

頭部と頸部

　その他3種類の他動的ストレッチが使用できる。これらは頸部側屈筋のためのストレッチであり、いずれもMETストレッチへと容易に修正できる。患者を背臥位にして、肩を下制すると同時に頭部と頸部を側屈させることにより、頸部側屈筋を他動的ストレッチすることができる（図7.10）。このストレッチは患者を座位にして行うこともできる（図7.11）。

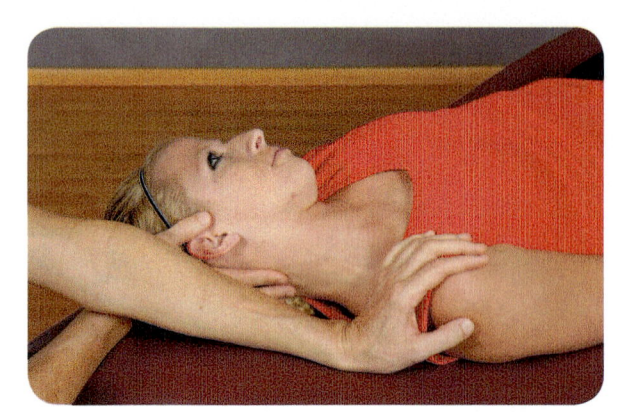

図7.10

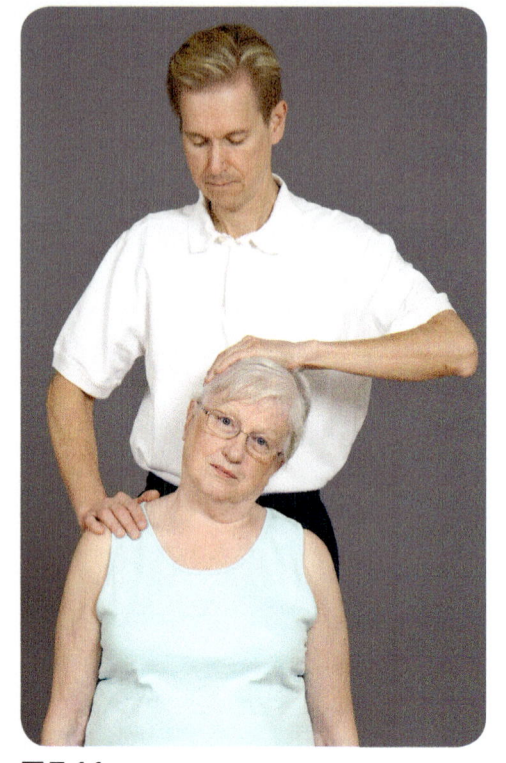

図7.11

　あるいは、両肩を同時に下制して（図7.12）、肩の挙上筋のストレッチを促すこともできる。

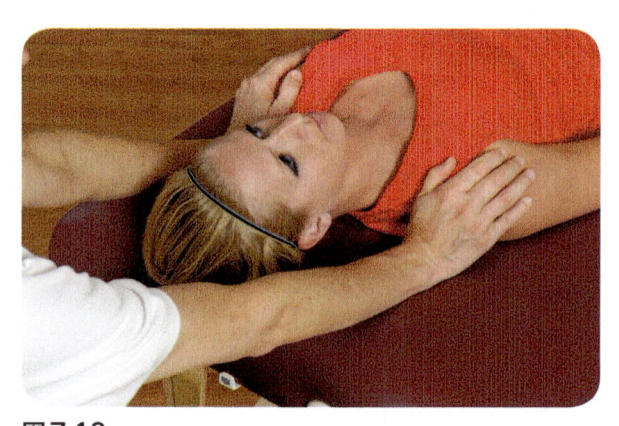

図7.12

頭部と頸部

　軟部組織リリースも、頸部硬直の治療のためのストレッチとして使用でき、僧帽筋（図7.13と図7.14）またはより特定的に肩甲挙筋に実施することができる（図7.15および図7.16）。

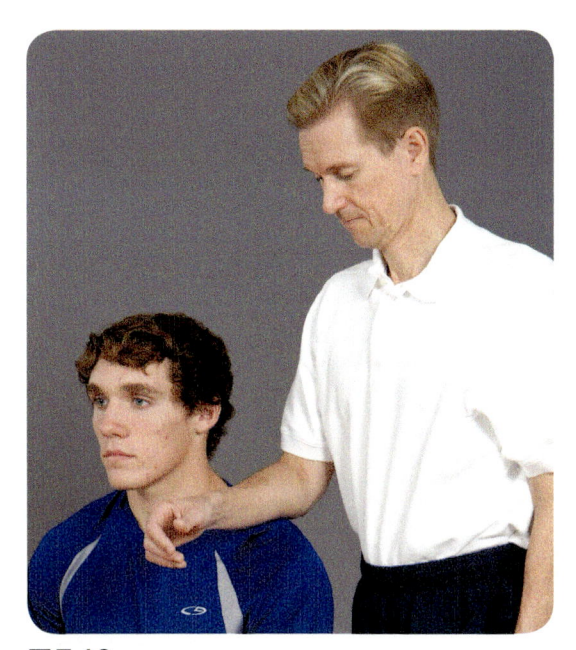

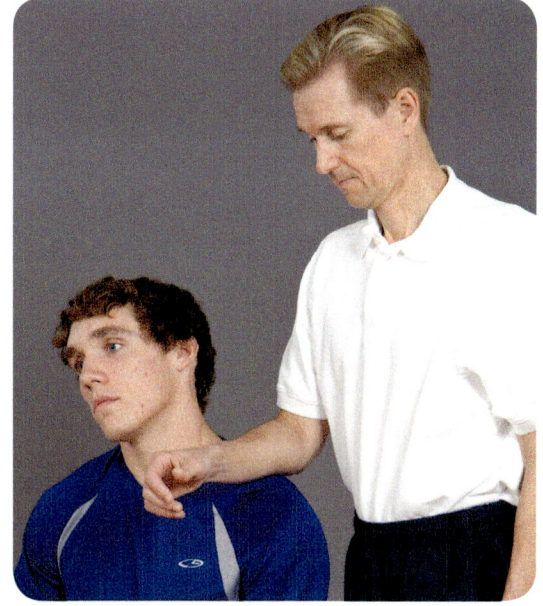

図7.13

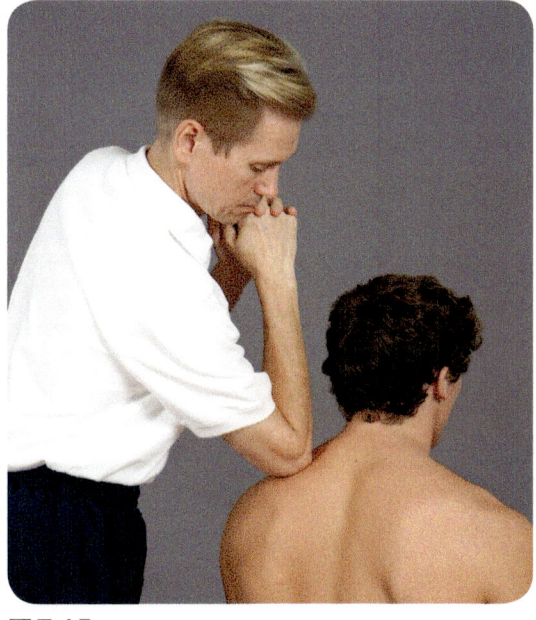

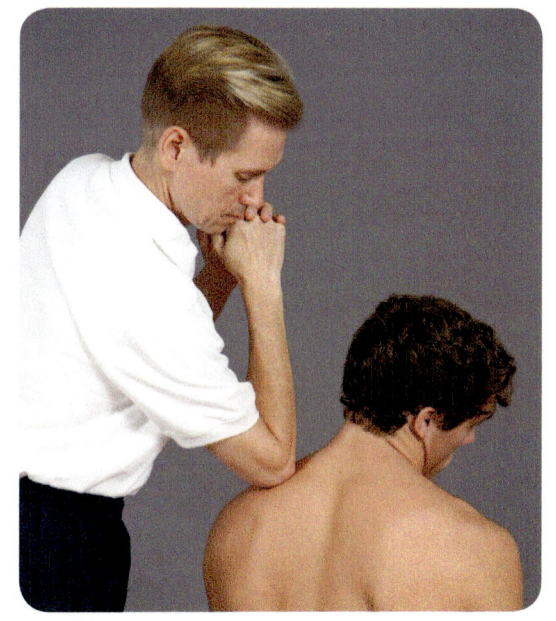

図7.14

図7.15

図7.16

119

頭部と頸部

頸筋の緊張

　頸筋の緊張は、硬直と同様、運動不足、長時間の静止姿勢または肩と頸部の筋の過用によって起こる。さらに、不安感やストレスを覚えるときにも緊張は高まる。自動的ストレッチ、他動的ストレッチとも、頸筋の緊張に対処するのに役立つ。

自動的ストレッチ

　図7.1から7.4、7.6、7.7に加え、単純な頭部の後退により、後頸部の小さな椎間筋を引き伸ばすことができる。これは図7.2のような頭部と頸部の伸展とはまったく異なることに注意する。図7.17では、患者はあごを棚にのせて二重あごに見えるようにあごを引くことをイメージするよう指示する。この運動は一日中定期的に実践することができ、後頸部の組織を（伸張するというよりむしろ）圧迫する頸部の伸展とはまったく異なる頸部の組織のストレッチを促す。一部の組織をストレッチしながら、通常は関連しない他の組織を圧迫することになるため、多くの患者がこのストレッチの感覚を好まない。だが、頸椎前弯の増大した患者の治療にはとくに取り入れたいストレッチである。

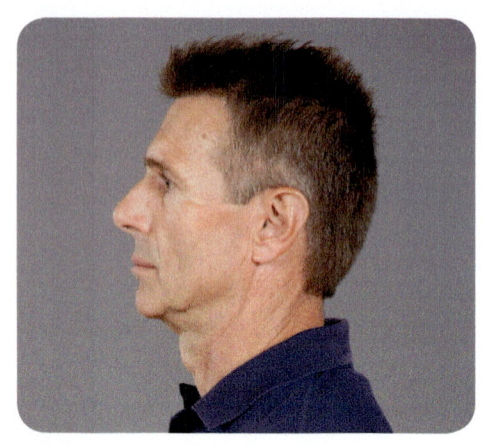

図7.11

ヒント　この単純なストレッチを患者を正しく実施させる確実な方法は、患者に背臥位を取るよう指示することである。頸椎の前弯の椎骨の中央付近に指を当て、指、後方、治療台の方へ頸部を押し付けるよう患者に指示する。患者がそれを行う間、指の接触を維持するために患者が後退の運動を実施しようとするのを促すよう指を頸部から優しく引く。

　図7.5から7.16の他動的ストレッチはすべて、頸筋の緊張を有する患者の治療に有用である。

体 幹

脊柱後弯症

　脊柱後弯症は、高齢者に多くみられ、胸椎の前方がすり減ってくさび型になることによる、脊椎の自然な外方弯曲の増大である。しかし多くの若者が、崩れた姿勢で長時間座る結果、身体の前部の筋が短縮して後部の筋が伸張し、前部の筋の緊張に対応して脊柱と弯曲に作用する力のアンバランスが生じ、脊柱後弯症を発症している。脊柱後弯症では肩甲骨が外転し、上腕骨が内旋される。従って、この姿勢に関連する筋の短縮をチェックするとともに対処することが重要である（上腕骨内旋筋のストレッチに関する情報については、第6章95ページの「上肢のストレッチ」を参照）。自動的ストレッチ・他動的ストレッチともに、胸筋の伸張に役立つ。

自動的ストレッチ

　胸筋を自動的にストレッチする方法は多く存在する。ここでは5種類の例を挙げる。図7.18では、患者は腕をただ壁やドア枠につけて立ち、胸部と肩前部のストレッチを実感できるまで前方へ小さく歩を進める。手を水平の位置から高く動かすと、大胸筋の別の線維がストレッチされる。

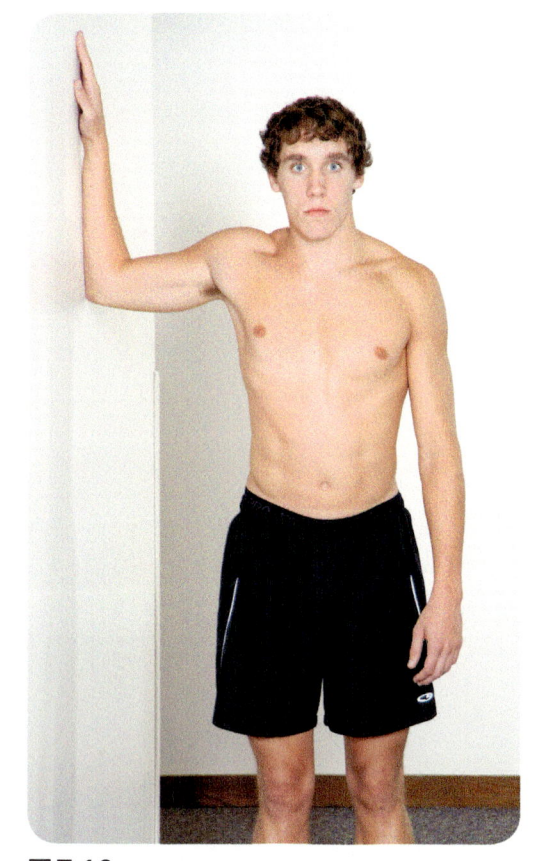

図7.18

体 幹

　これに対し、図7.19に示すストレッチはさらに最新である。ここでは、患者は図のようにジムボールに安全に身体をのせ安定させることができなければならない。高齢者や立つことができない患者、バランス不良の患者にはこれらの体勢は不向きである。

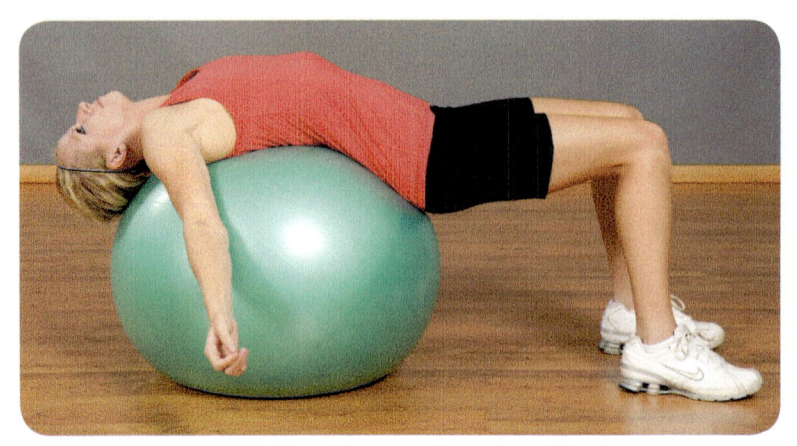

図7.19

　代わりの方法として、図7.20のように胸と頭を長枕や巻いたタオルなどに縦にのせて背臥位になることも挙げられる。
　肩甲骨を引き寄せることで菱形筋を収縮させるだけ（図7.21）で胸筋の収縮が抑制される。このエクササイズは長時間座ったままの人は特に、1日に何回も定期的に行うとよい。

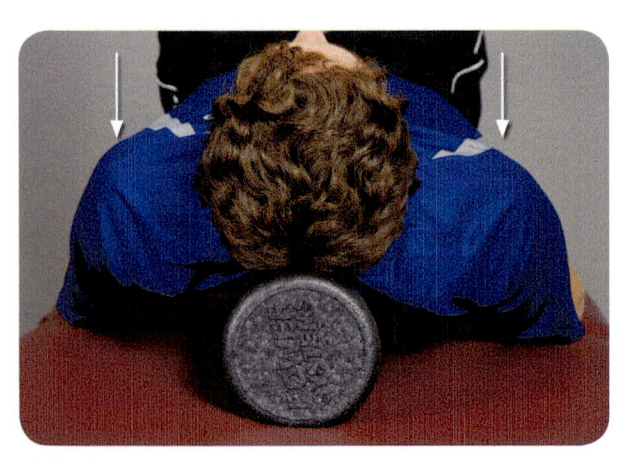

図7.20 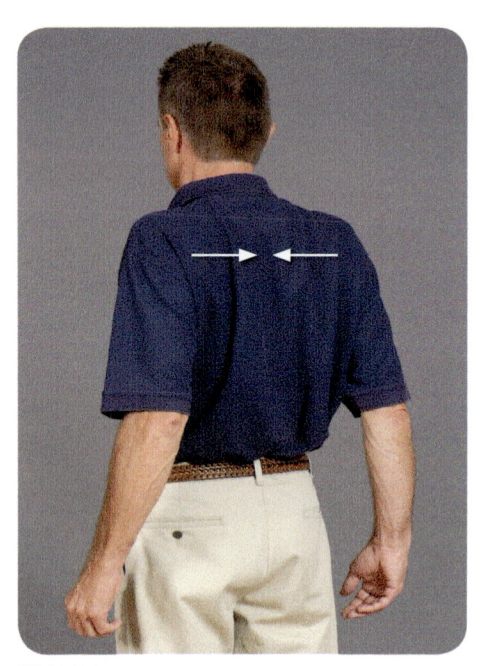　　　　　図7.21

体 幹

　最後に、患者は座位または立位の状態で、図7.22のようにタオルを使うことができる。このようなストレッチは、背中で両手を組むことができない患者に適している。

他動的ストレッチ

　胸筋を他動的にストレッチする最も簡単な方法の1つは、治療台に患者を背臥位にして図7.23のように肩に圧力をかけることである。ストレッチを深めるには、長枕や巻いたタオルを胸部の下側に縦に起き、頭を支える。

　胸筋は図7.24のように身体の片側だけをストレッチすることもできる。こうすると、片方の肩に損傷があってそちら側のストレッチが禁忌の患者など、両側のストレッチに耐えられない患者に有用である。片側の胸部と腋窩をストレッチするには、肩が治療台の端に座るように腕を伸ばすよう患者を寝かせることが必要である。こうすることで、腕を容易に優しく水平伸展させることができる。このようにして胸筋をストレッチするその他の利点としては、てこを用いることで筋力の非常に強い患者をストレッチしやすくなることである。

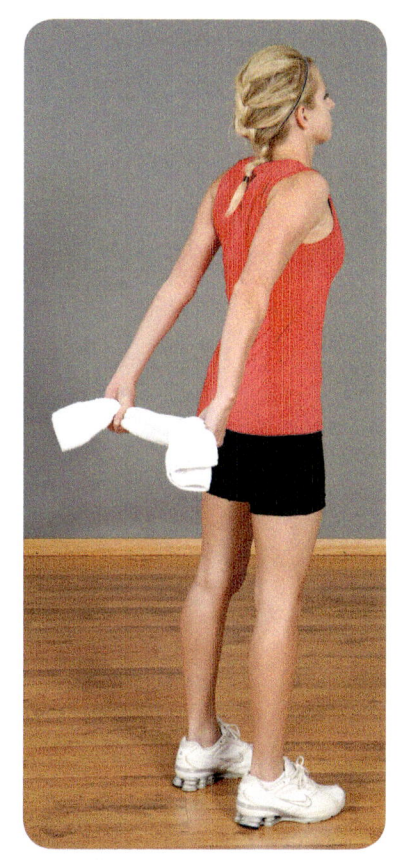

図7.22

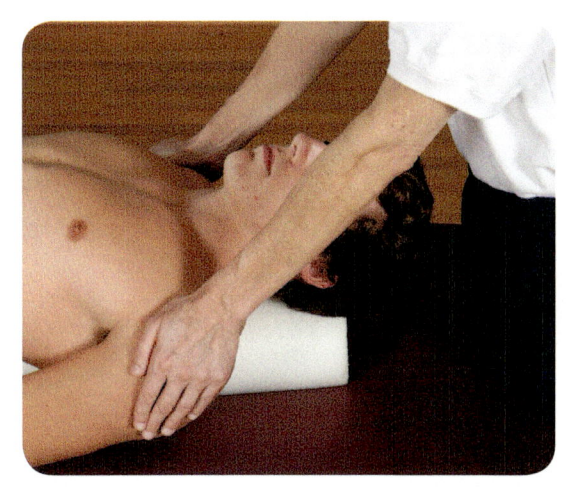

図7.23

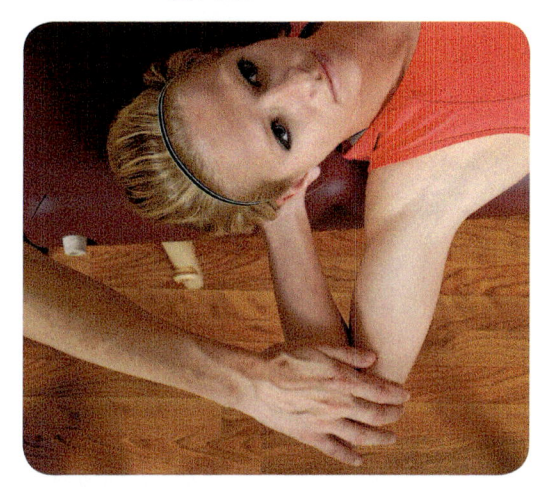

図7.24

ヒント 片側のストレッチを実施するときは、患者の身体の片側を下制するときにずれ落ちるので長枕は用いない方がよい。

123

体 幹

　両側の胸筋ストレッチの別の方法は、座位の患者の背後に立ち、図7.25のように腕を優しく後ろへ引くことである。患者を直立で座らせたまま、患者の後ろに枕や長枕を置いて、脊椎の過伸展を避ける。患者をこの肢位で維持することは、患者の筋力が療法士よりも強い場合に有用である。療法士が患者のストレッチを及ぼすために自分の肩の内転筋を用いるためである。欠点は、療法士が患者を見ることができず、ストレッチの開始点を患者に教えるのに注意を要することである。

　図7.24および7.25のいずれのストレッチも、METストレッチの開始肢位として用いることができる。

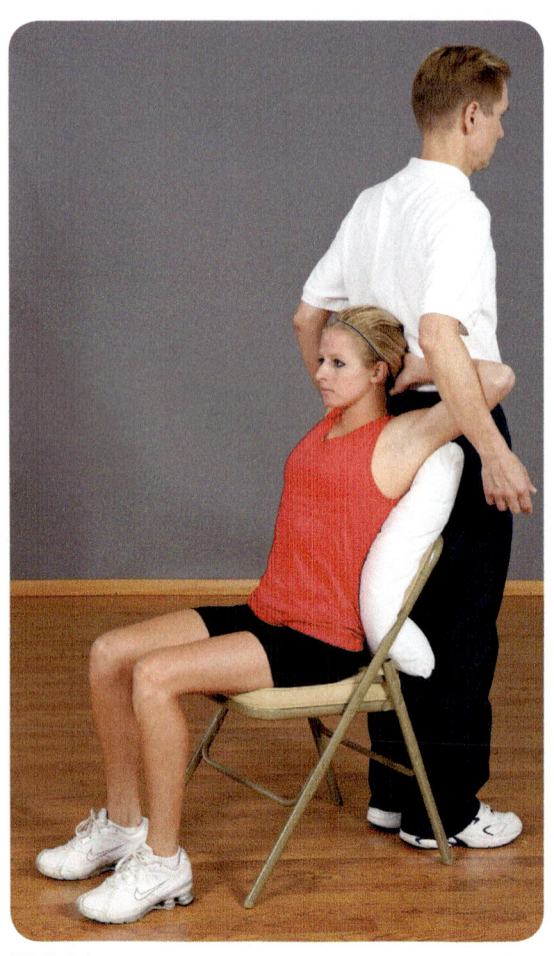

図7.21

体 幹

腰の筋挫傷

　腰の筋の挫傷は多くみられる損傷であり、重いものを運びながら支えなしで前方や側方へ屈曲する、などの運動で起こる場合が多い。多くの場合、挫傷は筋の肉体的疲労やスポーツ活動（特に側屈を伴うまたは伴わないひねり運動に関連する活動）により起こる。ごく深部の腰方形筋やより浅部の脊柱起立筋が損傷する。損傷部位の筋の痛みとそれに伴う上下の筋の痙攣が起こる。ストレッチを行わないと、組織が短縮してその部位に硬直を覚え、関節可動域が減少する。だが最初の損傷後すぐにストレッチを行うと、治癒していない構造が損傷しリハビリテーションの経過が遅れるリスクがある。

急性

　急性期の腰の挫傷には、自動的ストレッチと他動的ストレッチのいずれも禁忌である。筋と筋膜だけが損傷し、椎間板や椎間関節などの重要な構造の損傷はないことを確かめるには注意を要する。

亜急性

　この段階における目的は、腰方形筋や脊柱起立筋などの筋の痙攣を軽減し、腰部の関節可動域を維持することである。通常、優しいストレッチのプログラムを開始できる安全な時期であることを示す指標は、痛みがないことである。

自動的ストレッチ

　腰椎の亜急性挫傷に関連する問題を解決するために患者が実施できる便利なストレッチは多い。手始めとして患者に適しているのは、伸筋とその関連する筋膜を優しく牽引する安静姿勢をとることである（図7.26）。

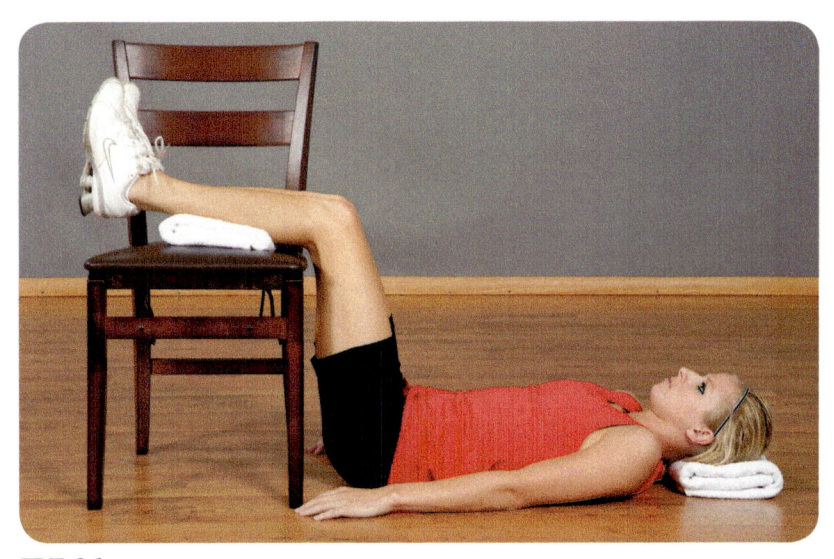

図7.26

体幹

　腰椎の運動を改善するには、体重がかけられない間に、この部位の軟部組織をストレッチするため単純なヒップヒッチングを行うとよい。患者は中間位で寝そべり（図7.27a）、体幹を維持したまま、まずは片側の腰を引き上げ（図7.27b）、次に反対側を引き上げる（図7.27c）。このストレッチでは、重力の影響を減らしながら、背臥位の状態で体幹の側屈を促す効果がある。

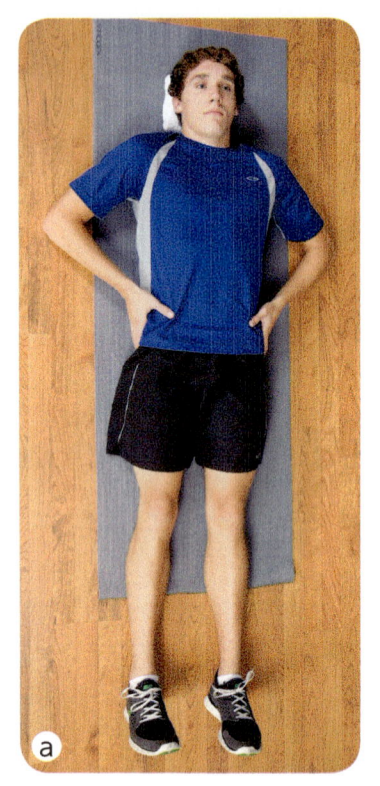

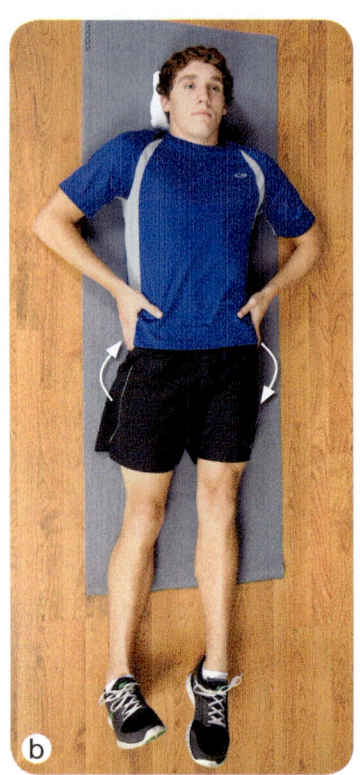

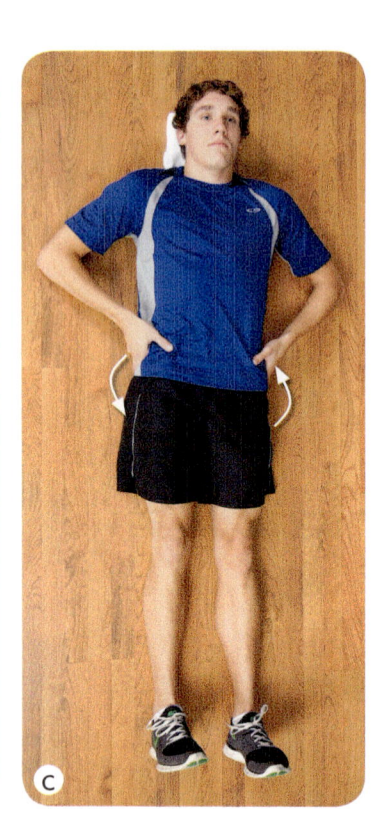

図7.27

体 幹

　またも背臥位で、患者はベッドに背中をつけたままで（図7.28）、あるいは、片脚または両脚を抱き寄せて（図7.29）骨盤を後方へ傾斜させ、骨盤傾斜を実践できる。どちらの運動も腰部伸筋のストレッチに役立ち、腰椎屈曲を促すことができる。

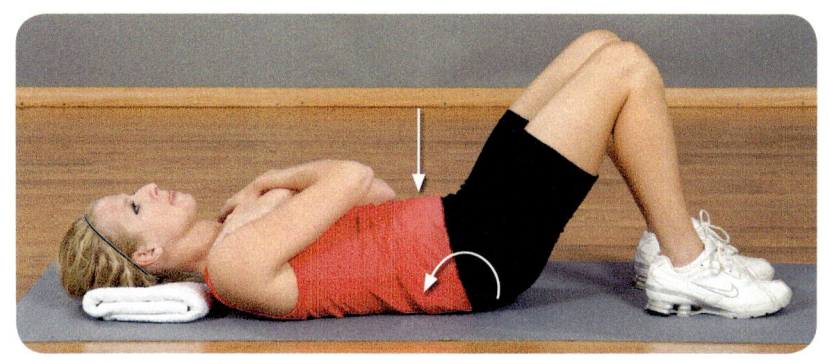

図7.28

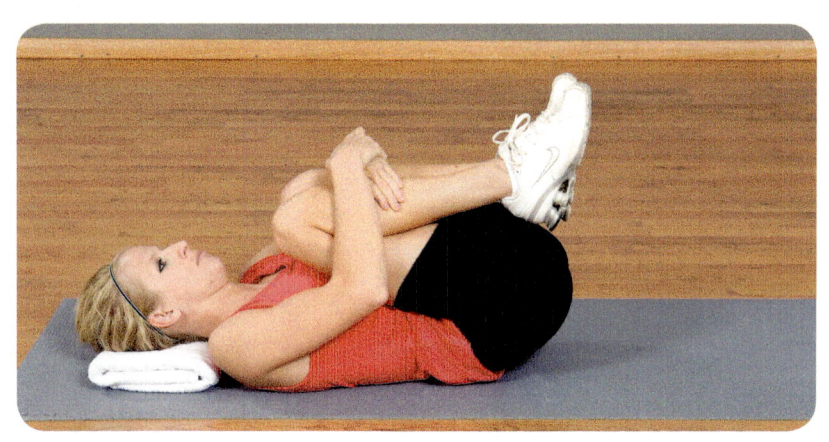

図7.29

体 幹

　背臥位でのストレッチができるようになれば、患者は座位のストレッチへと進む。これらのストレッチとしては、一度に片膝の抱え込み運動（図7.30）や前屈の運動（図7.31）が挙げられ、いずれも腰部伸筋のストレッチに役立つが、図7.31のストレッチの方がより大きい。

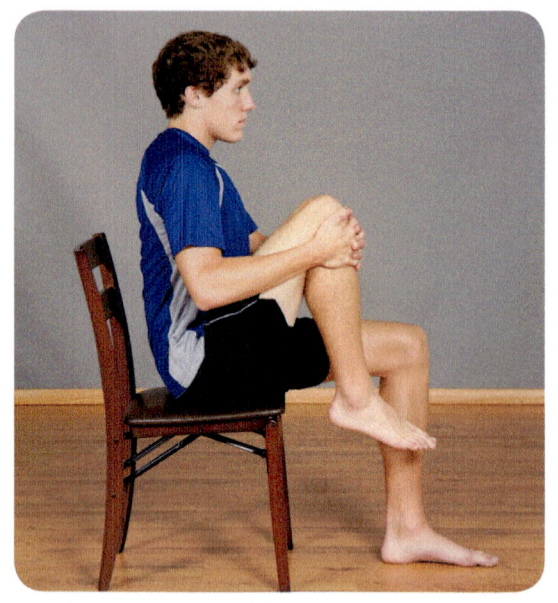

図7.30

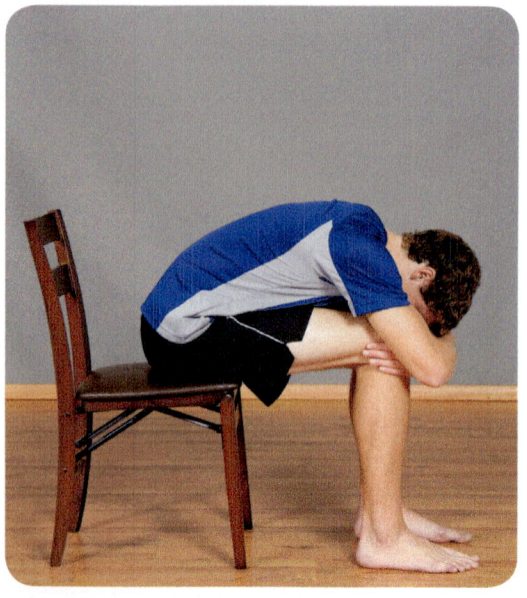

図7.31

　脊椎の回旋（図7.32）と側屈（図7.33）を加えてもよい。患者は立位よりも座位で自動回旋を行う方がよい。立位だと、患者は腰よりも足部や足関節、股関節を回旋してしまい、腰のストレッチを適切に行えなくなるためである。

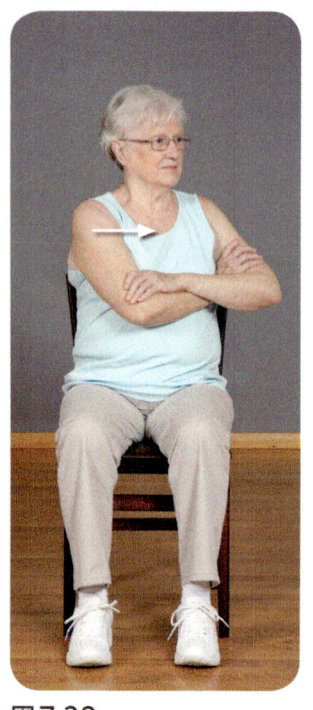

図7.32

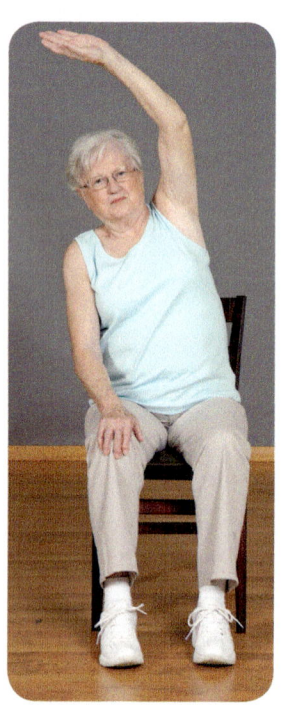

図7.33

体 幹

　座位のストレッチの後、患者は立位でのストレッチに移ってよい。いずれのストレッチも各患者のニーズや能力に合わせて修正できる、ということを覚えておく。また、支えを使って半屈曲位で安静姿勢をとる（図7.34）だけでも、腰部の伸筋と筋膜を十分ストレッチできる。最後に、患者は直立で骨盤傾斜を実施することで、腰椎の関節可動域の増加を促すことができる。背臥位で実施した同じストレッチと同様、後方骨盤傾斜（図7.35）によって伸筋がストレッチされ、また、代わりに前方骨盤傾斜を行ってもよい（図7.36）。

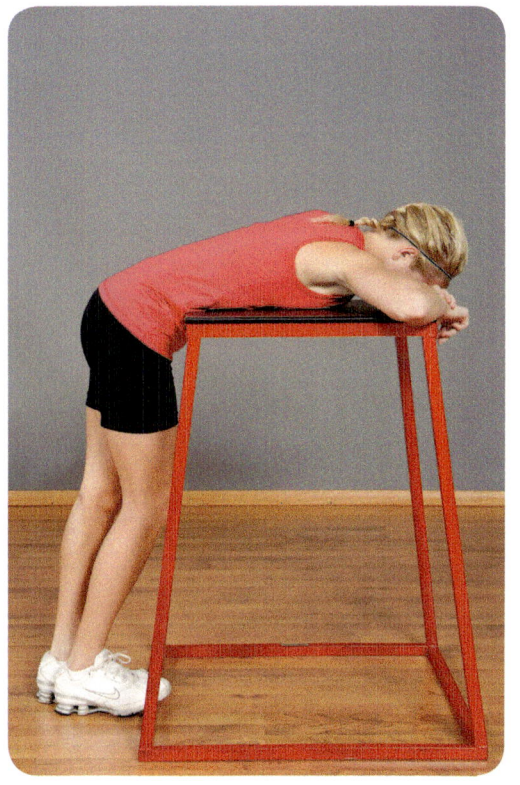

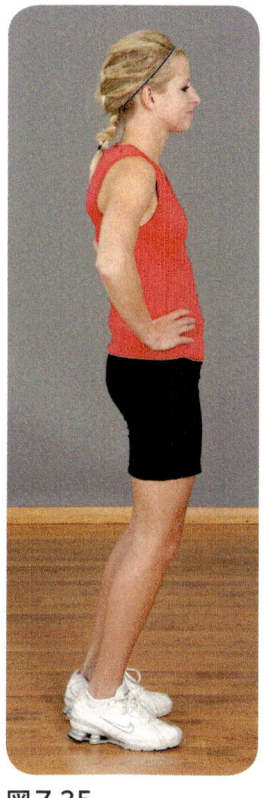

図7.34　　　　　　　　　　　　　　図7.35 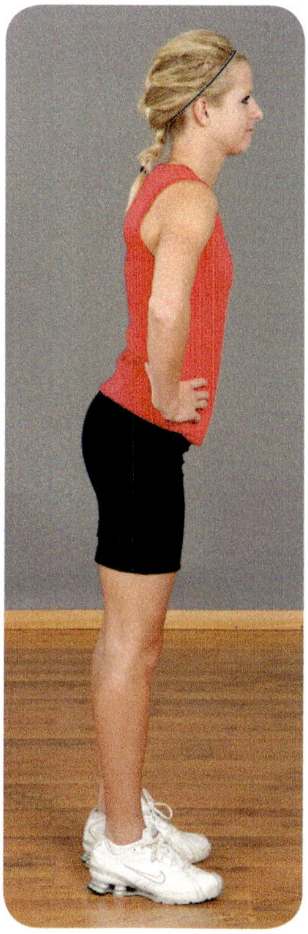　　　　　　図7.36

ヒント　立位で回旋を行うよう指示された患者は、体幹だけではなく身体全体を回旋してしまいがちである。そのため、回旋運動は座位で（図7.32）行うか、あるいは、患者に忍容性があれば次項の図7.40のような腰椎硬直のためのストレッチを行ってもよい。立位での側屈も激しい運動である。例えば右へ側屈する場合、重力に対し身体をこの肢位で維持するために左腰方形筋の遠心性収縮が必要となる。

体 幹

他動的ストレッチ

　他動的ストレッチの主な重点は、腰部の正常な関節可動域を取り戻すことである。腰部伸筋を優しくストレッチする3つの方法は、患者を背臥位にしたまま股関節と膝関節を屈曲させること(図7.37)、下肢を優しく牽引すること(図7.38)、そして、胸部と腰部の下にタオルを置いて患者の脚の間から優しく引くこと(図7.39)である。この最後の方法はやや例外的だが、骨盤を後方傾斜することによって腰椎の前弯を減少する肢位へと他動的に動かす効果がある。

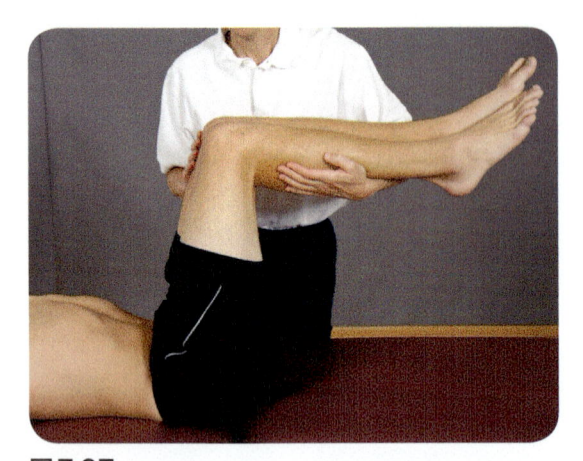

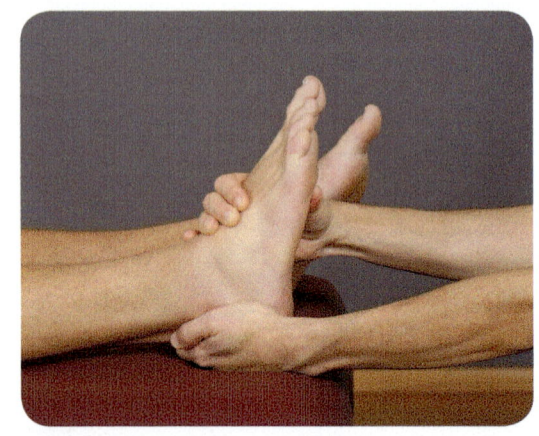

図7.37

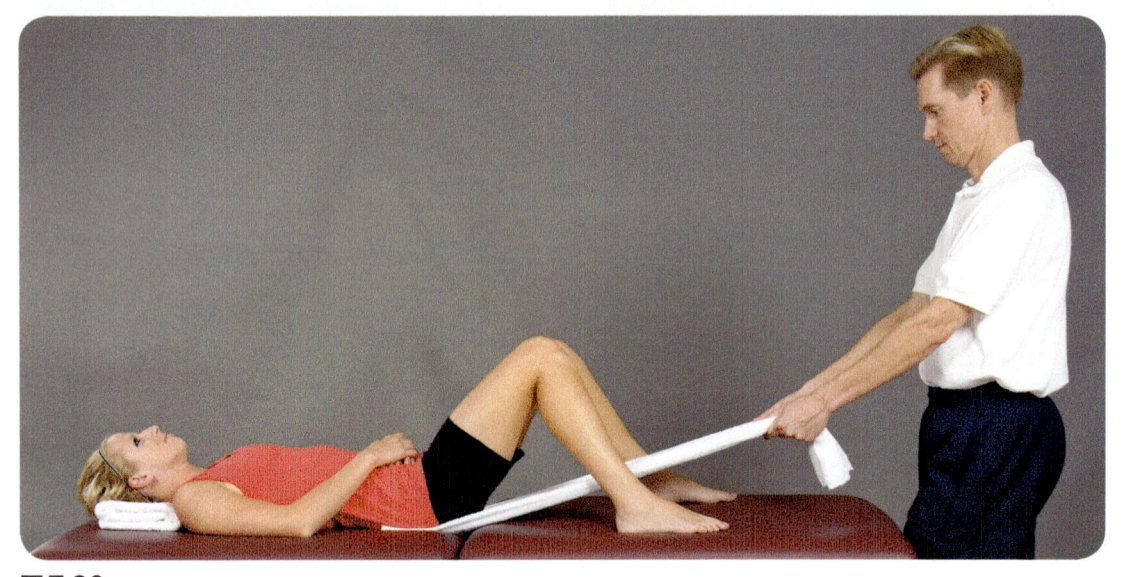

図7.38

図7.39

体 幹

腰椎の硬直

　腰部は、他の脊椎部位に起こる硬直と同様の原因、すなわち固定によってまたは損傷後に起こる。亜急性期の腰の挫傷に関するセクションに掲載されている多くの自動的ストレッチと他動的ストレッチが有用である。その他にも使用できるストレッチがあり、以下に紹介する。

自動的ストレッチ

　亜急性期の腰の挫傷のセクションで紹介したストレッチ（図7.26から7.30）に加え、患者は以下の背臥位での回旋ストレッチ（図7.40）と座位での回旋ストレッチ（図7.41）によって効果が得られる。これらは上肢を使ってストレッチを強めている。

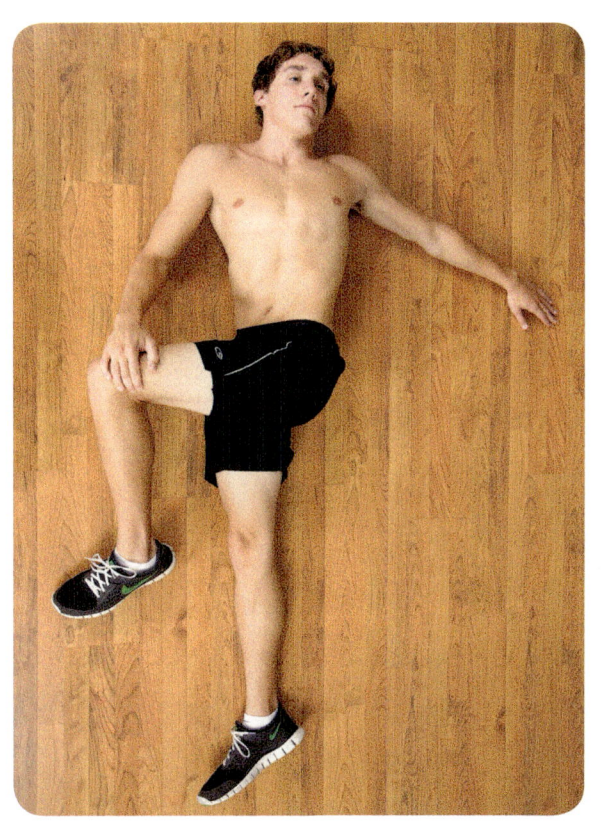

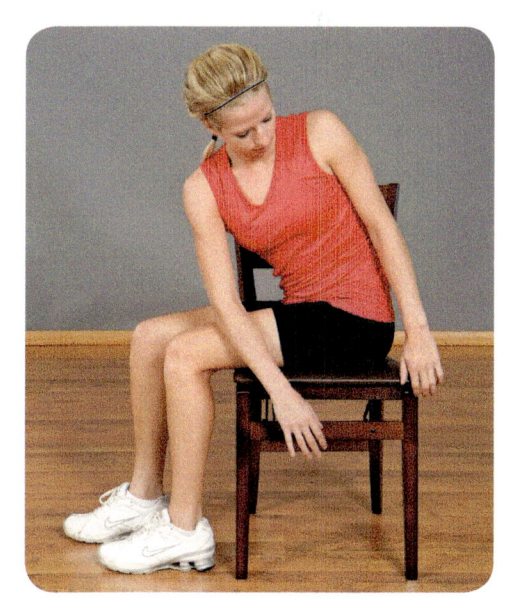

図7.40　　　　　　　　　　　　図7.41

131

体 幹

他動的ストレッチ

　腰部、特に腰方形筋の軟部組織をストレッチする一般的な方法は、患者を背臥位で（図7.42）、あるいはより大きく行う場合は側臥位で腰の下に小さなタオルを敷いた状態で（図7.43）、回旋の肢位で静止させながら、優しく圧力をかけることである。ストレッチをさらに増すには、注意しながらジムボールの上で患者を側臥位にさせることもできる（図7.44）。腰椎硬直を患うすべての患者がこれらの肢位を快適に感じるわけではないため、そうした患者についてはプログラムの自動的ストレッチを重点的に行う必要がある。

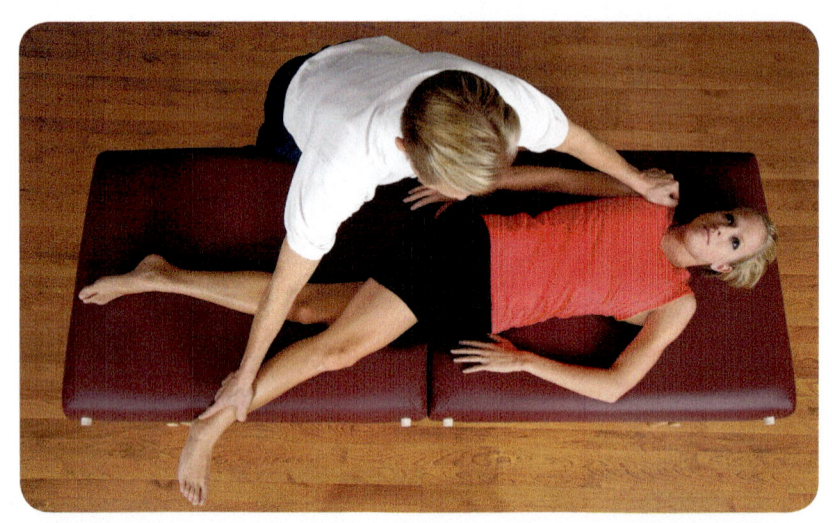

図7.42

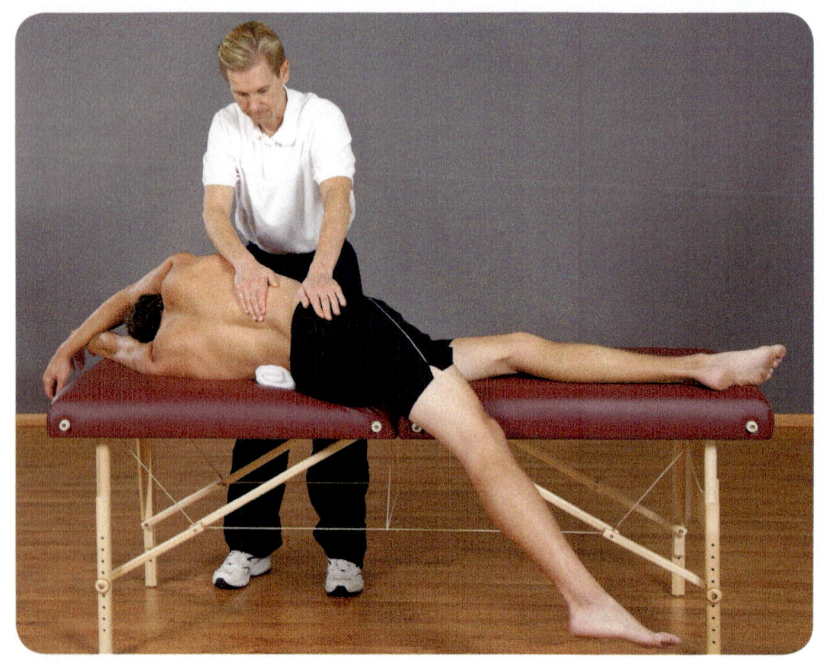

図7.43

体 幹

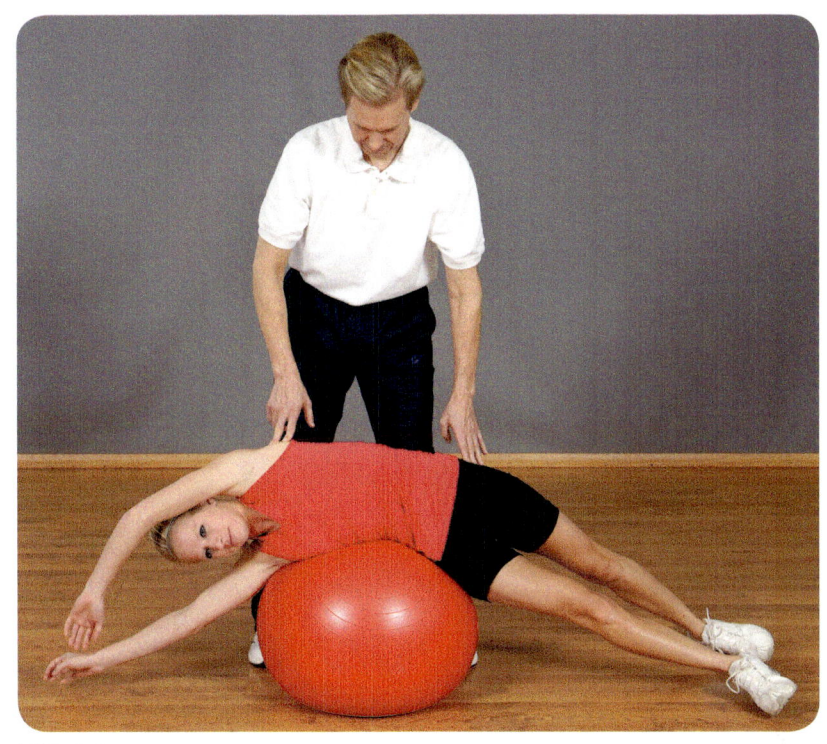

図7.44

　さらに、亜急性期の腰の筋挫傷のセクションに示した他動的ストレッチ（図7.37から7.39）によって効果が得られる。

体 幹

椎間板ヘルニア

　椎間板のヘルニア（一般的に椎間板すべり症と呼ばれる）は一般的である。しかし、急性症状におけるストレッチは完全に禁忌であり、亜急性期も危険な場合がある。腰椎に関わる多くの症状と同様、部位を固定するのではなく運動可能にすることが好ましい。ただし、修復の初期の段階において、椎間板のヘルニアから回復中の患者は休息し、痛みのない範囲内での動きに留めなければならない。可動性を促す運動は、理学療法士やその他訓練を受けた専門家によって徐々に取り入れる。

　痛みの重症度からか、あるいは医学的専門家の助言がないためか、多くの患者が運動を完全に避けてしまい、その結果、腰部の重度の硬直や関節可動域の減少が残ってしまう。自然にまたは手術によって症状が回復したとき、腰部の硬直がこうした患者の重大な制限因子となりうる。従って、そのような患者は医師の許可があれば、腰の筋挫傷（131ページの図7.40および7.41を参照）や腰椎の硬直（131ページの図7.40と7.41を参照）について紹介した多くのストレッチなどの優しいストレッチの効果を得ることができる。

問 題

1. 患者が、タオルを使った他動的な頸部回旋を受けるとき、頭の下に治療台の感覚がある方が良いのはなぜか。
2. 頭部と頸部の後退運動を正しく行うよう患者にどのようなヒントを与えればよいか。
3. 胸筋の弛緩を促すために日中患者が実施できる簡単なエクササイズはどれか。
4. 腰の筋挫傷の患者を治療するとき、ヒップヒッチング運動は、患者が体重に耐えられるようになる前と後どちらに行うべきか。
5. 患者が体幹の自動的な回旋を立位よりも座位で行う方が良いのはなぜか。

（解答は168ページ）

パート 4

ストレッチの手順

　書の最終パートでは、腹臥位（第8章）、背臥位（第9章）および座位（第10章）で実践できる他動的ストレッチの手順を視覚的に紹介する。これらの手順は、家族や友人、同僚の協力を得てストレッチを練習する上で役立つ。そうすることで、特定のストレッチを受けるために肢位を変えるよう患者に頻繁に指示することなく、これらのストレッチを施術に組み入れることができる。もちろん現実的には、筋骨格症状から回復中の患者に治療のためのストレッチを行う際に、1つの肢位で必ずしも全部のストレッチを行う必要はない。特定の治療肢位ではなく、特定の治療部位に集中する方法も有効だ。ただし、1つの肢位でストレッチを行わざるを得ない場合もある（患者が寝たきりであるか、または、複数の症状に悩まされている場合）。

　パート3で紹介した各ストレッチと、その肢位で行う際の覚えておくべき重要なポイントを述べる。各治療肢位を用いて、ストレッチを実践するのに役立てることができるが、これらの手順は不変ではない。ストレッチの適用方法に慣れるためのほんの手引きとして提供するものであり、他動的ストレッチが初めての人には特に役立つだろう。第10章末の質問は、実践に反映させることができる。これらには正解も誤りもない。

腹臥位の
ストレッチ手順

　本章では6種類の腹臥位ストレッチを取り上げる。うち4つは下肢のためのストレッチ、2つは上肢のためのストレッチである。この順序で6つのストレッチを実践する際、大腿直筋のストレッチを実施するときに患者の膝の下に小さいタオルや固いスポンジを置くと役立つ。注意：腹臥位での体幹の他動的ストレッチはない。治療のためのストレッチが適している脊椎に関連する症状の大半は、背臥位または座位で行う（場合によって側臥位も）。

下　肢

ふくらはぎのストレッチ

　このストレッチでは、図の通り、患者が足を治療台の外側に位置付ける必要があることを覚えておく。

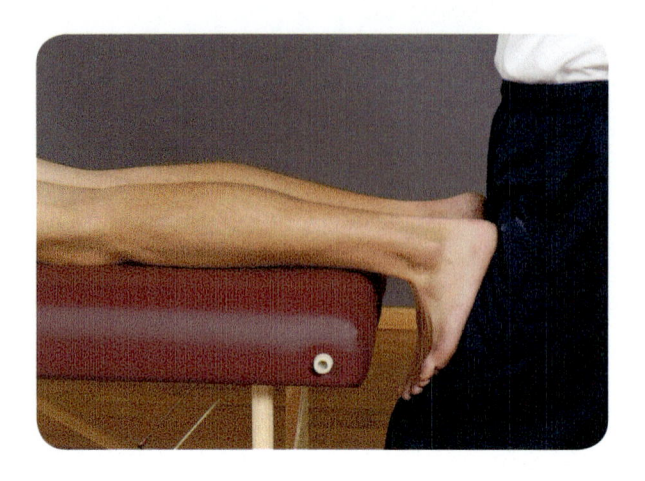

大腿四頭筋のストレッチ

　仙骨の上に手をそえて固定することによって、骨盤を安定させること。これは、大腿四頭筋が非常に張っている患者を治療するとき特に重要である。そのように骨盤を安定させないと、ストレッチの間、大腿直筋が骨盤を前方傾斜させやすいためである。

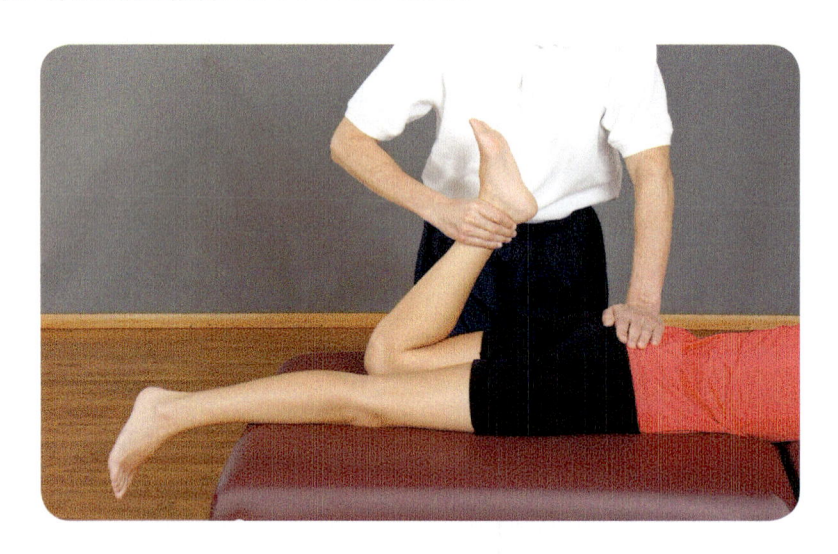

下 肢

ヒラメ筋のストレッチ

第5章に記す通り、ストレッチされる側の膝に症状を有する患者にはこのストレッチは適さない。

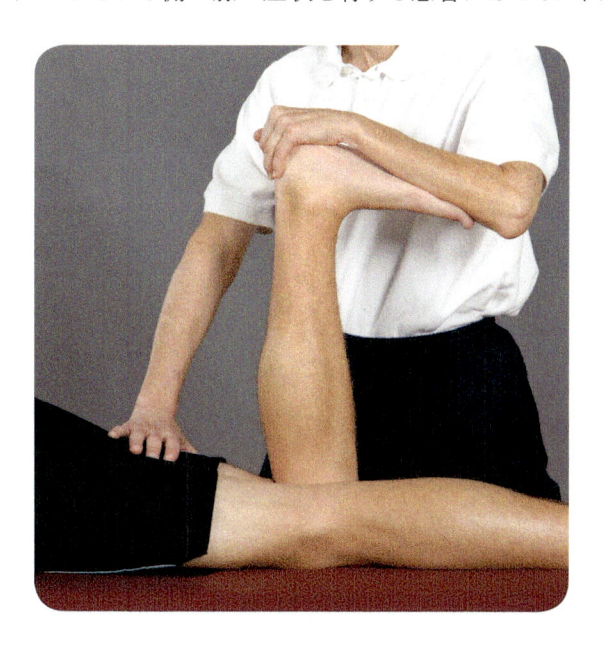

大腿直筋のストレッチ

図の通りタオルを置くことで股関節を伸展させると、大腿四頭筋よりも股関節屈筋（特に大腿直筋）のストレッチが増す。

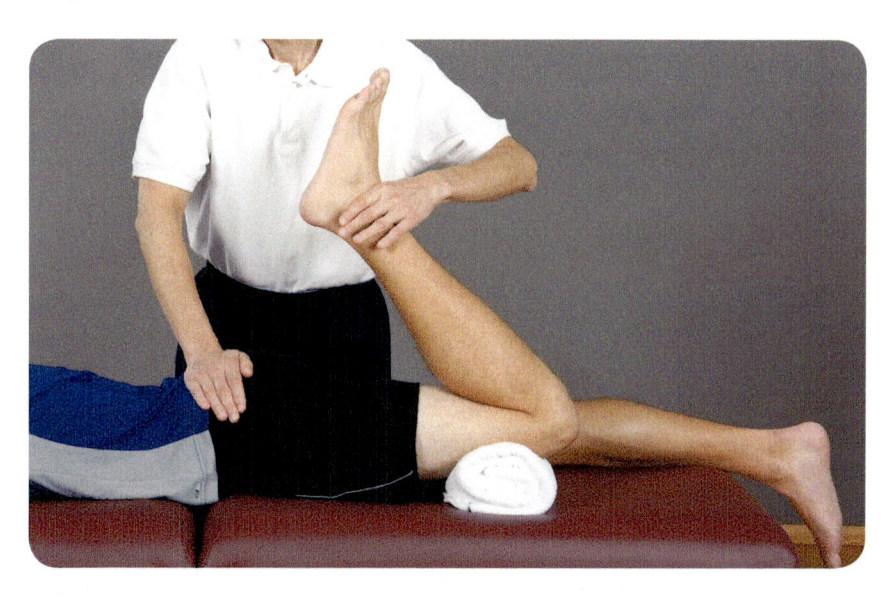

上 肢

肩の牽引

この図の通り、療法士は肘関節を牽引しないよう患者の腕を支えている。

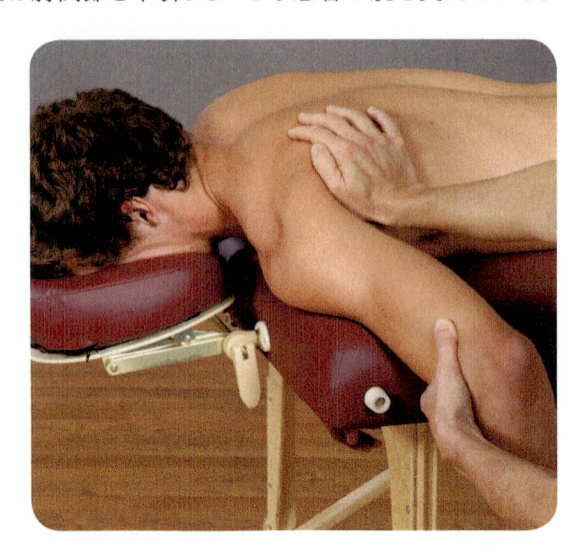

棘上筋のストレッチ

棘上筋の位置が分からなければ、患者に腕の外転するよう指示すると、この筋の収縮が感じられる。

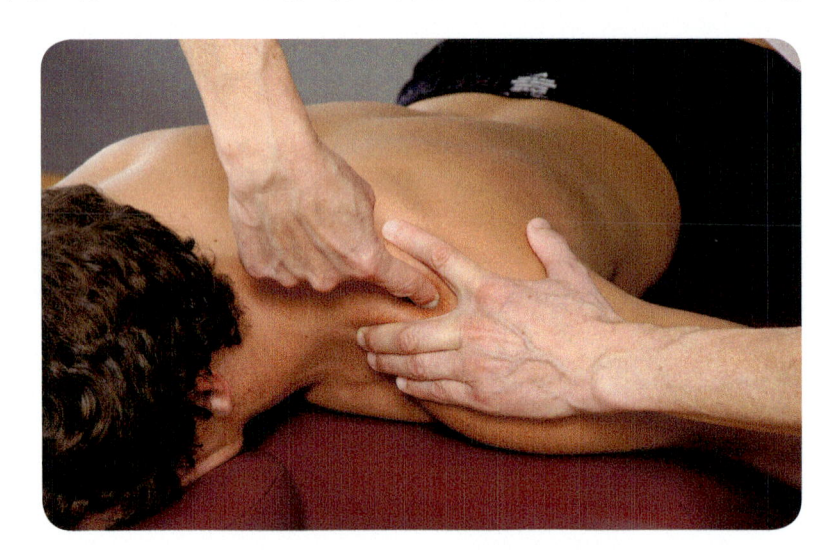

9

背臥位の
ストレッチ手順

　本章では34種類の背臥位ストレッチを取り上げる。うち12種類は下肢のためのストレッチ、11種類は上肢のためのストレッチ、11種類は体幹のためのストレッチである。この順序でストレッチを実践する際、頸部のストレッチと他動的な後方骨盤傾斜を実施するときに患者の頭の下に小さいタオルを置き、両側の胸筋のストレッチを実施するときに長枕や巻いたタオルを使う必要がある。

下 肢

ふくらはぎのストレッチ

この肢位はかなりの力を要する。これと腹臥位でのふくらはぎのストレッチを比較してみる。

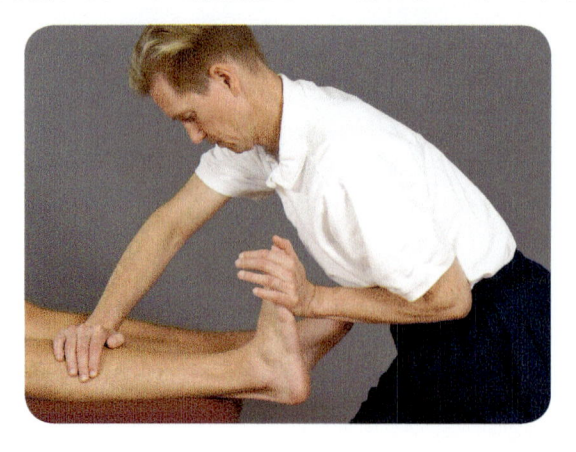

足の屈筋のストレッチ

患者が特にくすぐったがるようであれば、このストレッチを試しにタオルの上から行う。

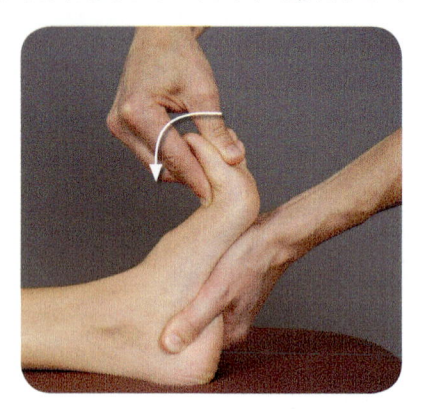

前脛骨筋のストレッチ

休息時に足が自然に底屈するので、前面をさらにストレッチすると足関節捻挫の可能性が高くなるため、このストレッチは特に足部硬直を有する患者を治療するときのみ用いる。

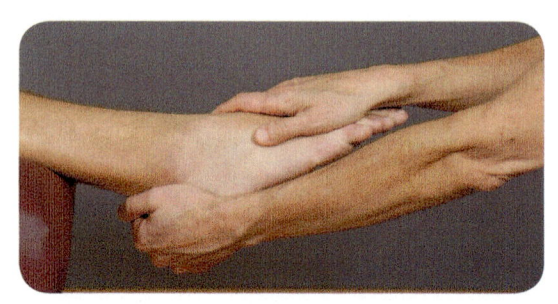

下 肢

足関節の牽引

このストレッチは、足関節だけでなく膝関節と股関節も牽引することを覚えておく。

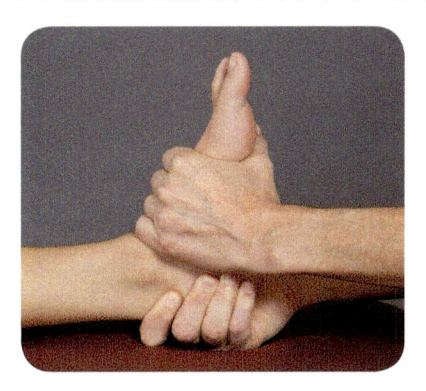

前脛骨筋へのSTR

第5章で紹介した情報（64ページ）は、STRを前脛骨筋に実践するのに役立つ。

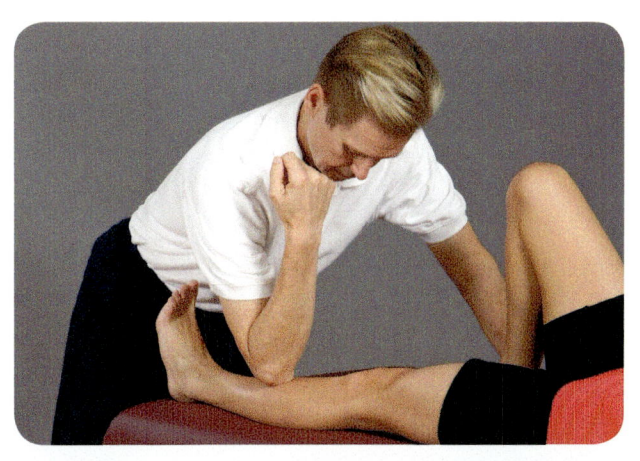

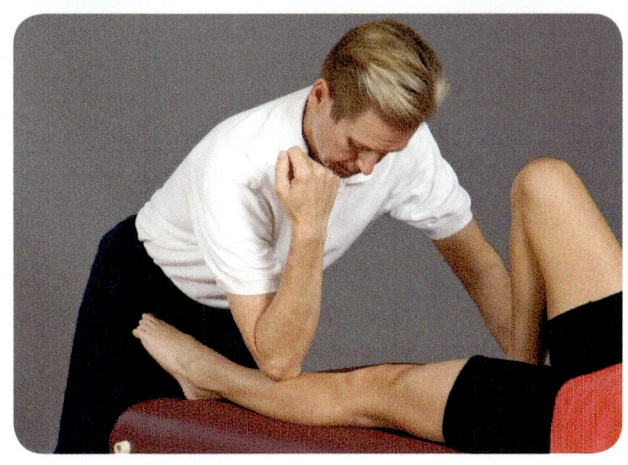

下　肢

膝関節の他動的な屈曲および伸展

　この運動を行うとき、治療台の前に傾く必要がないよう、患者の下肢を療法士の身体近くに維持する。脚は重いため、下肢の他動的ストレッチを適用するときはこうすることで腰がゆがまないようにすることが必要である。

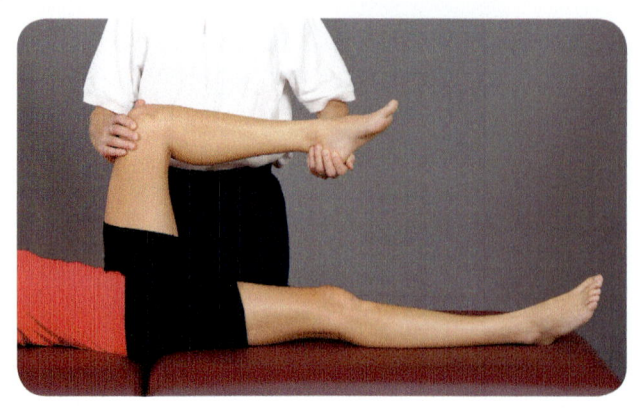

脚を伸展したハムストリングスの他動的ストレッチ

　背臥位でこのストレッチを行う場合、治療台の上で患者に適用することは難しい。このように、長椅子や床の上で患者にこのストレッチを適用できるよう練習する。このストレッチを適用するとき、自身の姿勢を安全にすること。

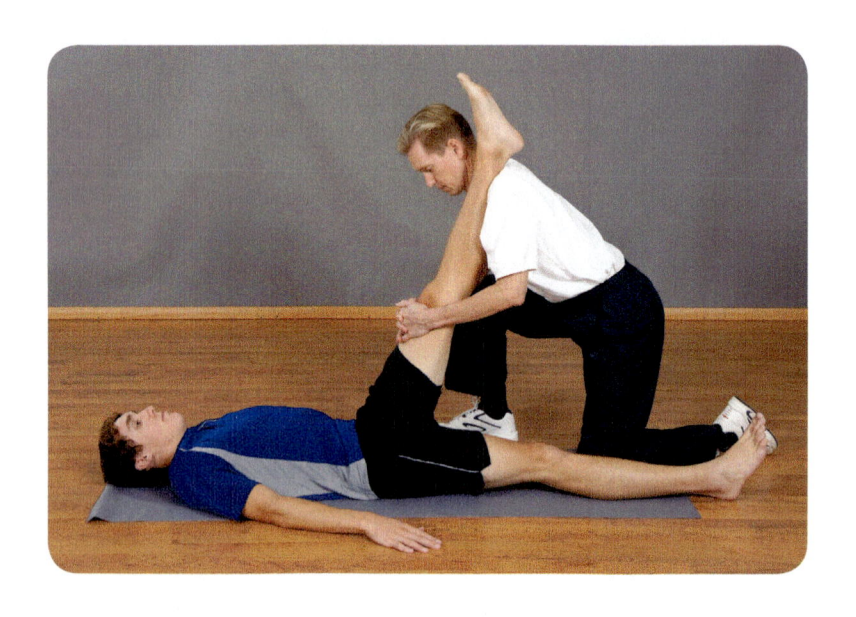

膝関節を屈曲した内転筋ストレッチ

図のように上前腸骨棘の上に手を置いて、患者の骨盤が傾斜しないようにすること。

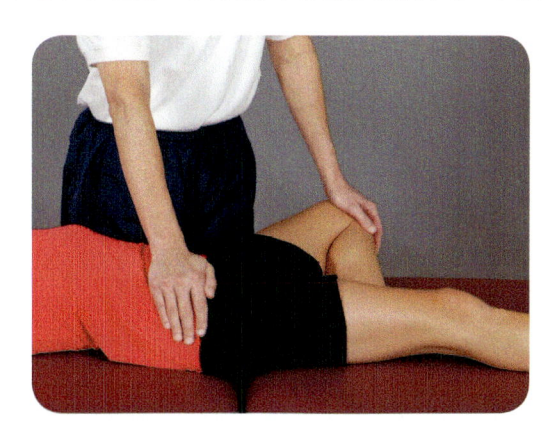

脚を伸展した内転筋ストレッチ

このストレッチによって膝の内側の軟部組織にどのように緊張がかかるかを注視する。このストレッチと前のストレッチのどちらを患者が好むだろうか。

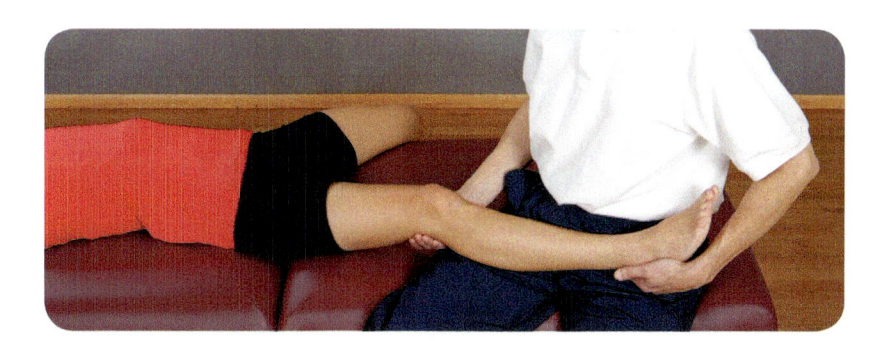

下 肢

大腿四頭筋のストレッチ

　これは、このように治療肢位が患者に快適であれば特に、大腿四頭筋と大腿直筋をストレッチするのに良い方法である。患者の足関節を保持して膝関節を屈曲する際、屈むのではなくひざまずいて行うようにする。

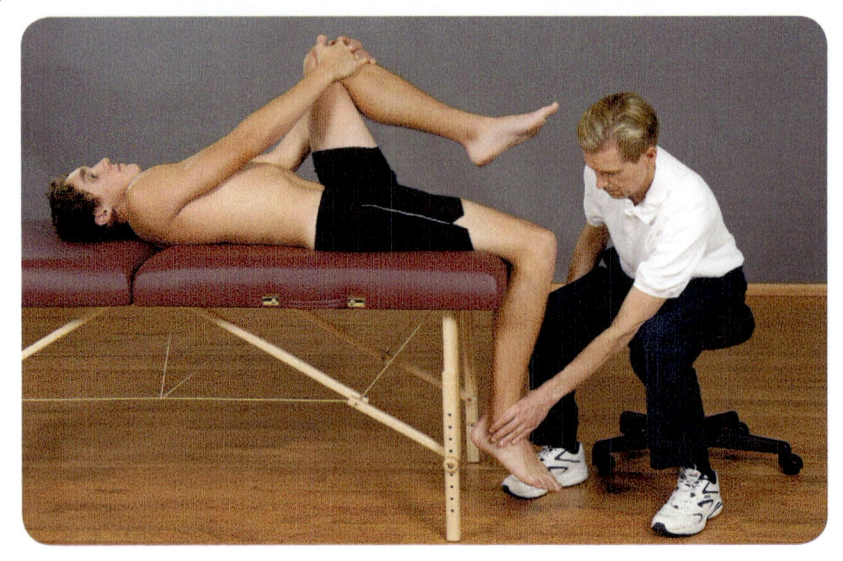

股関節屈筋のストレッチ

　この場合も、ストレッチを効果的にするにはこの肢位が患者に快適でなければならない。

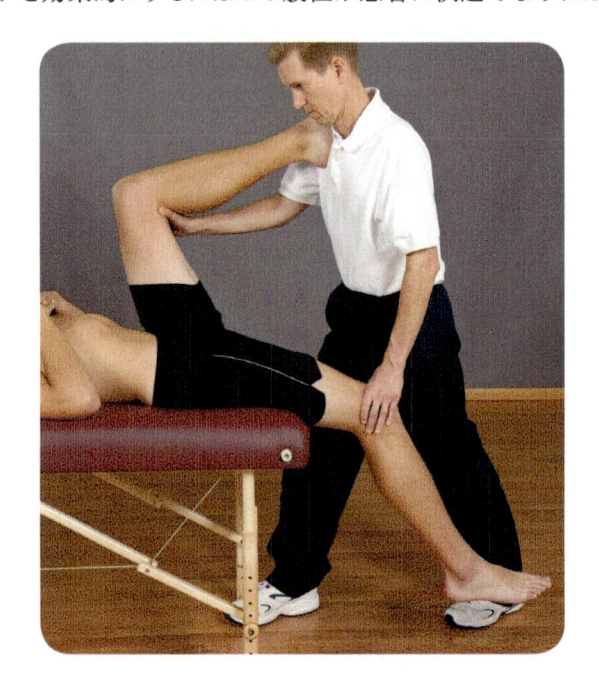

臀筋のストレッチ

　ハムストリングスと同様、臀筋の他動的ストレッチは有用だが治療台の上で行うのは難しい。治療台と床とどちらで臀筋をストレッチする方が行いやすいか比較してみる。

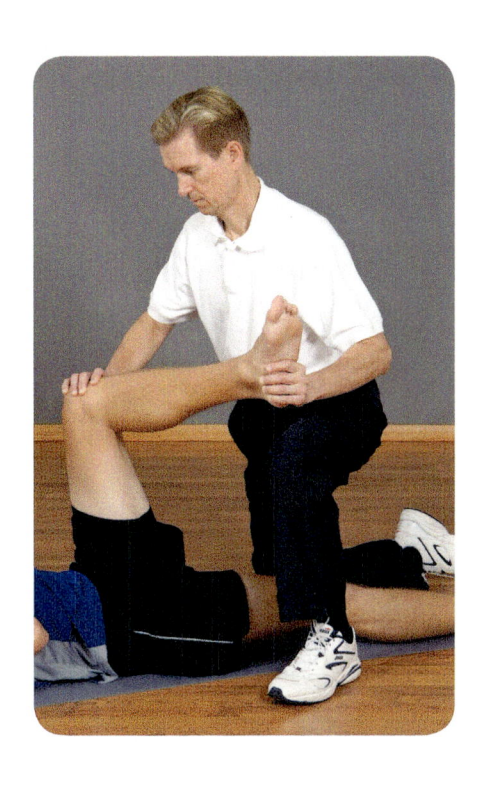

上　肢

優しい肩の牽引

療法士が上肢全体ではなく肩を牽引していることに注意する。

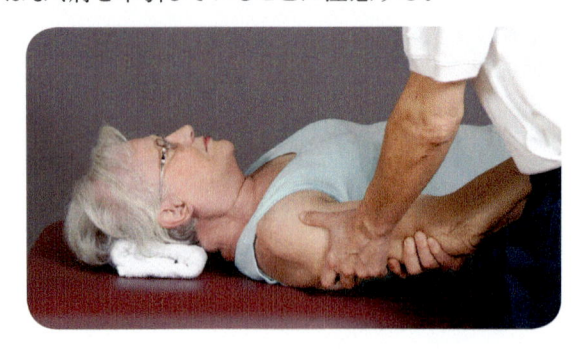

頸部を側屈した優しい肩の牽引

このストレッチを行うカギは、最初に優しく牽引してから患者を側屈させることである。このようにストレッチを実施することで、患者自身が緊張の程度を調節し、肩と頸部の軟部組織に緊張が及ばない。

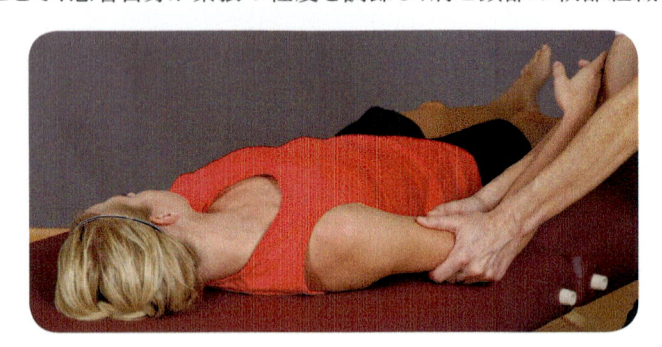

屈曲した肩の牽引

このように患者を優しく持ち上げる際、肘を強くつかみ過ぎないよう注意する。腕の重さに留意する。図のように90度屈曲して肩を優しく牽引するときに、療法士の背中に負担がかからないよう患者と近接する。

上 肢

肩前部のストレッチ

　被験者の肩の色々な箇所に手を置いて練習し、フィードバックを得て、被験者がもっともストレッチを実感する部位を特定する。

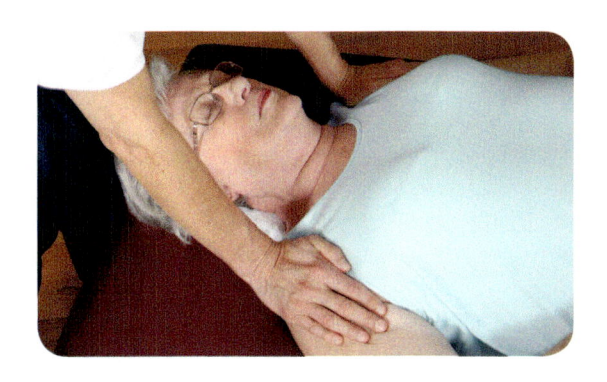

内旋筋のストレッチ

　このストレッチでは、患者は肩を90度外旋する必要はない。これは、METを適用する開始肢位として優れたストレッチである。第4章のMETのセクションを参照し、内旋筋の張った患者を施術する場合はMETを優しく適用する。

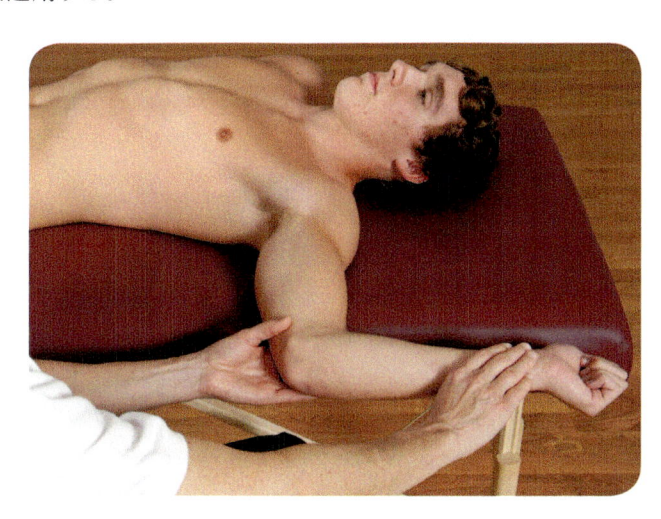

上　肢

肘関節の他動的な屈曲（および伸展）

手関節の屈曲および伸展と同様、背臥位と座位で患者に適用する。

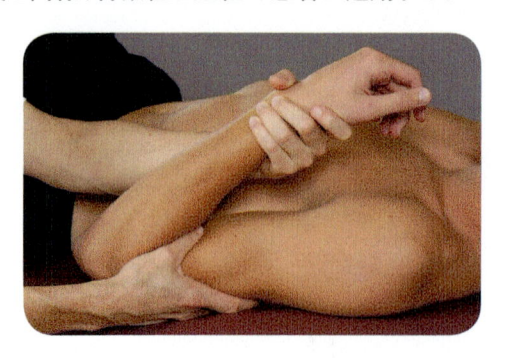

手関節の屈曲（および伸展）

　患者を背臥位にし、屈曲ストレッチと伸展ストレッチを行うとよい。患者を座位にして行う場合とどちらが行いやすいかを比較してみる。

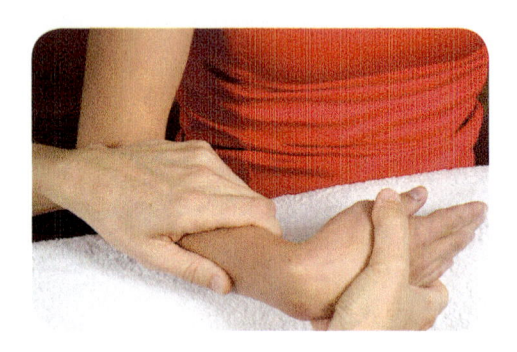

優しい尺側（および橈側）偏位

　療法士と患者の両者がもっとも快適だと感じる位置を特定するため、様々な手の持ち方を試してみる。

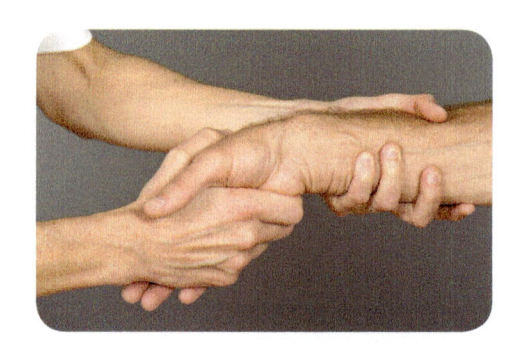

上肢

優しい手関節の牽引

　手関節は背臥位でも腹臥位でも牽引できる。背臥位では、指を伸展およびストレッチできるだけでなく、手掌面のストレッチも行える（次のストレッチ）。

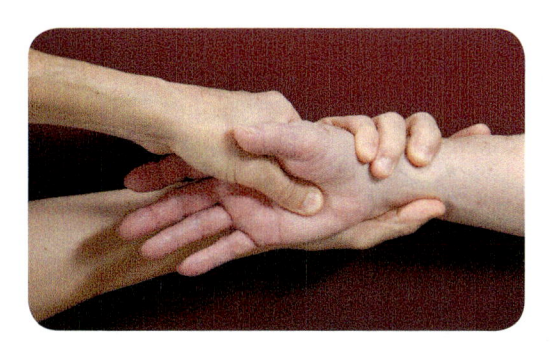

手掌面のストレッチ

　手関節と指を施術するとき、患者の（屈曲した）肘関節を治療台に休めたままにする。

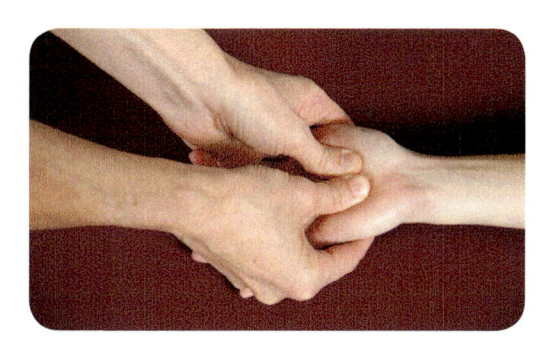

指のストレッチ

　このストレッチを練習するとき、手関節も伸展している場合はどの程度伸展するかを認識する。

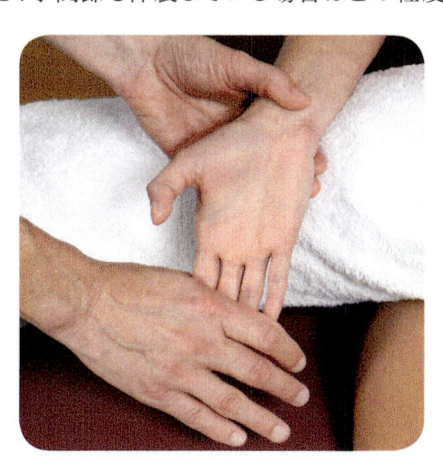

体 幹

優しい頸部ストレッチ

このストレッチを実践するとき、治療台に患者の頭を維持するよう留意する。

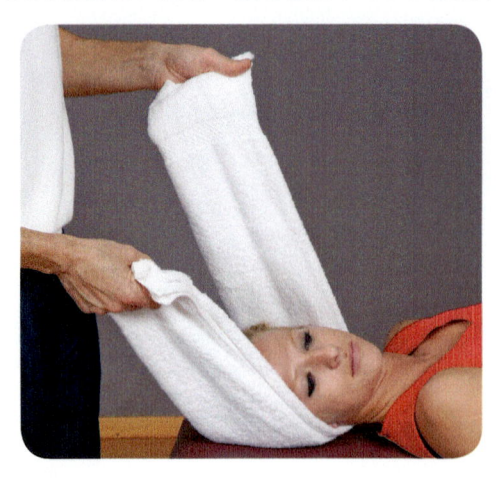

後頭下筋のストレッチ

療法士は腰を屈曲しすぎないですむよう、座ってこのストレッチを適用する。

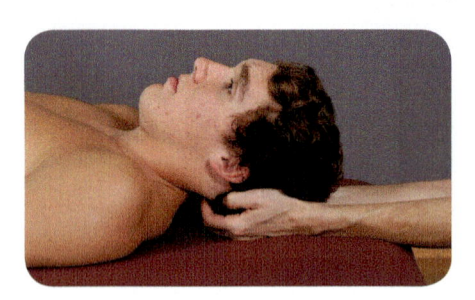

優しいタオルストレッチ

患者に最も優しい頸部ストレッチを実施できるタオルの位置と引く方向を確かめるため、家族や友人を相手に練習してみるとよい。

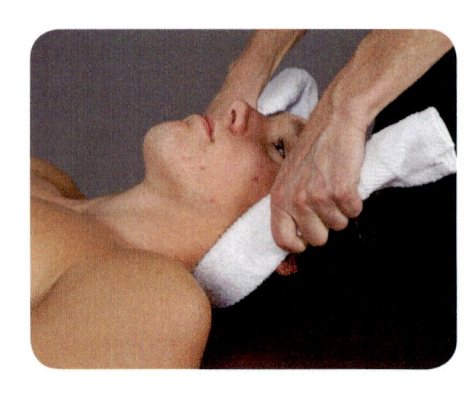

体 幹

片側の僧帽筋ストレッチ

　このストレッチ（および次のストレッチ）は、METストレッチを始める開始肢位として適している。第4章でMETストレッチの方法について確かめる。

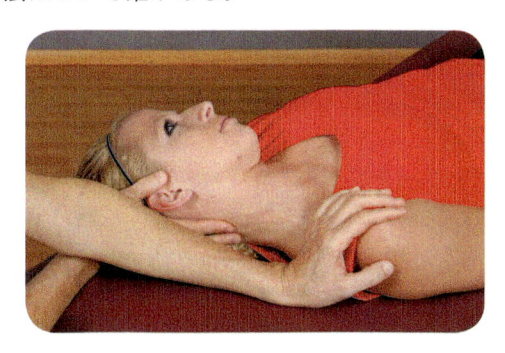

両側の僧帽筋ストレッチ

　患者の肩を下制しながら、患者に息を吐き出すよう指示すると、よく張る僧帽筋上部の弛緩が促される。

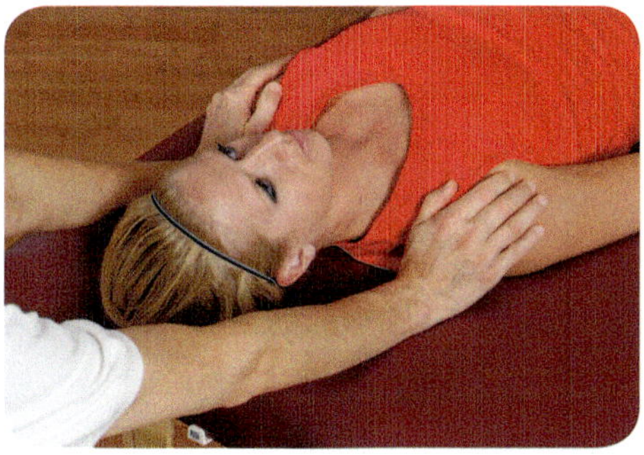

両側の胸筋ストレッチ

　この方法で肩に圧迫をかけるとき、胸椎の下に巻いたタオルや長枕を縦に敷くとストレッチの感覚が大幅に増す。

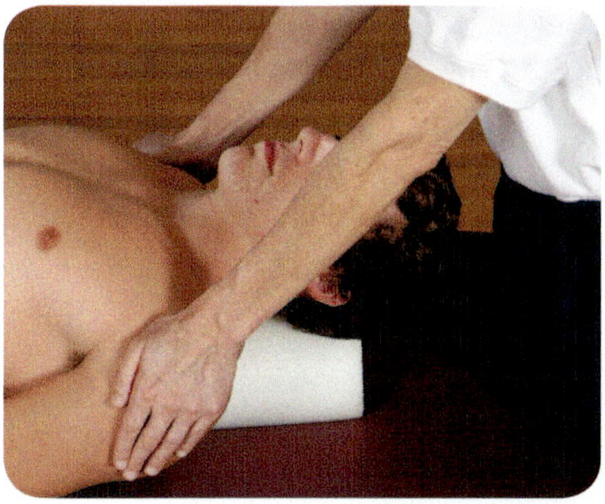

体 幹

片側の胸筋ストレッチ

このストレッチの間、水平伸展が可能となるよう、治療台の端に患者の肩を位置付けること。

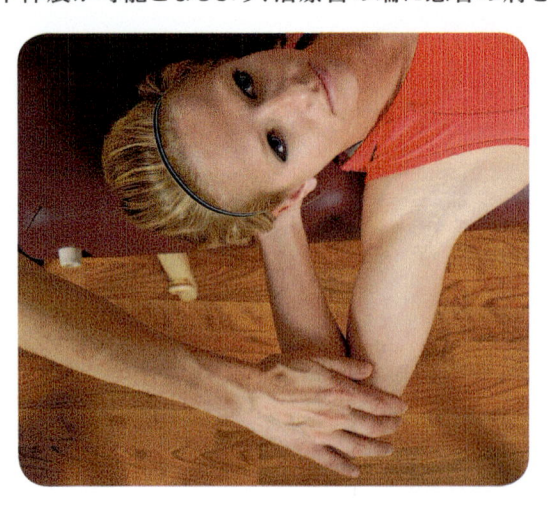

他動的な腰部屈曲

療法士が背中を痛めないよう、患者の脚を維持するときは患者に身体を近づけて行う。

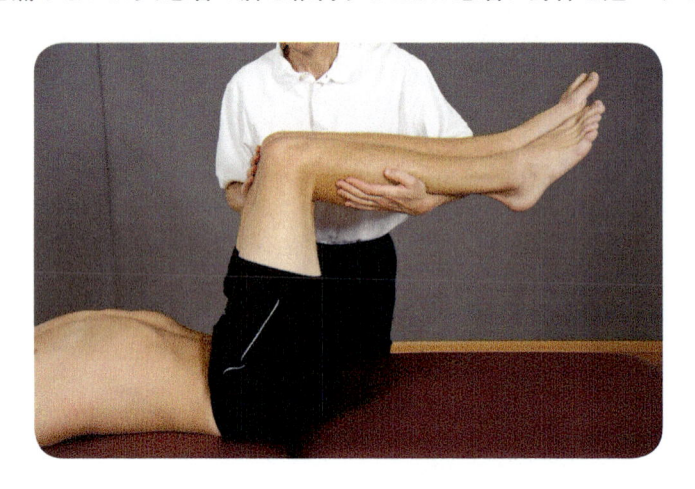

体 幹

片側の下肢牽引

これにより腰椎だけでなく、股関節、膝関節および足関節も牽引される。

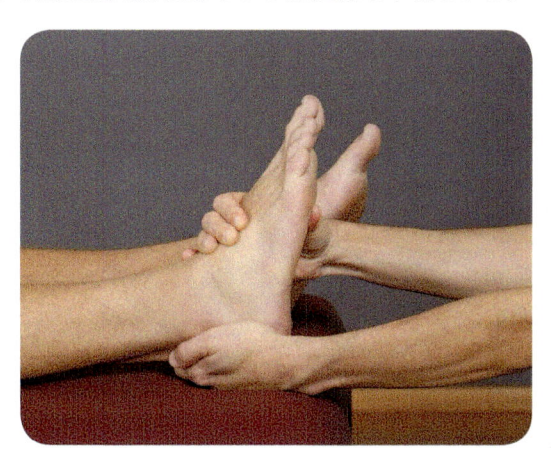

他動的な後方骨盤傾斜

他動的な後方骨盤傾斜をタオルを使って行うことで、腰椎の伸筋のストレッチが促される。

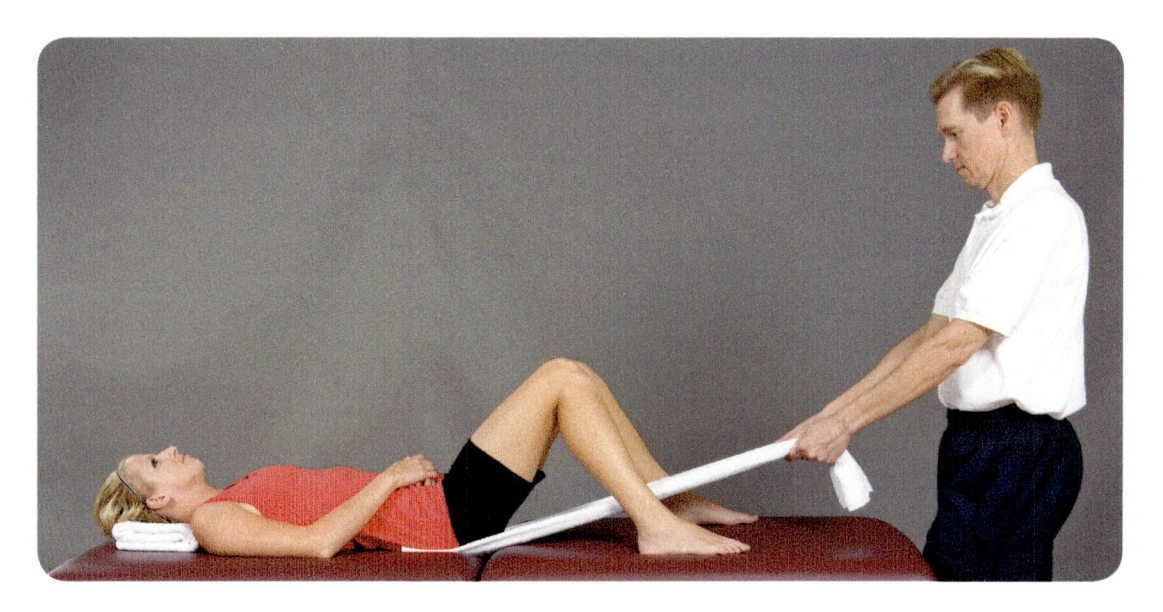

体 幹

腰方形筋の他動的ストレッチ

治療台の上で実施する場合と床の上で実施する場合とで感覚を比較する。

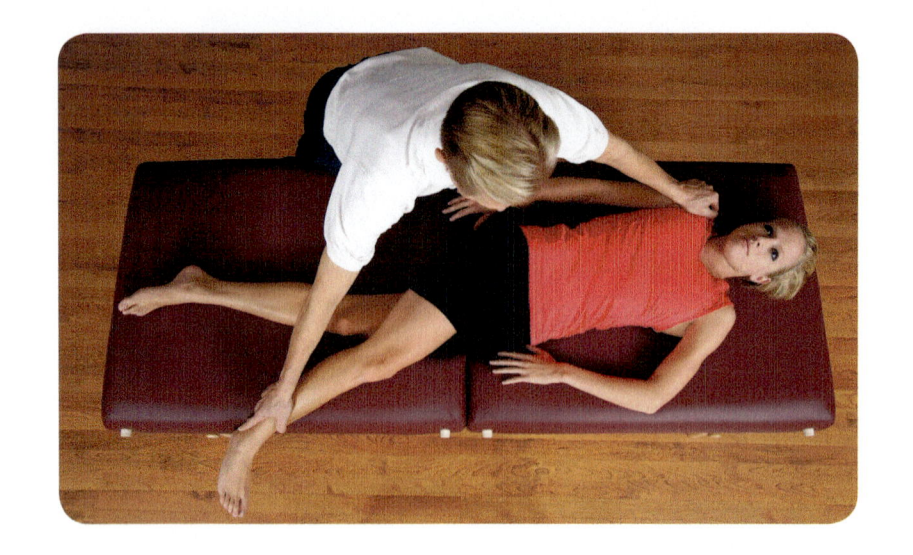

座位の
ストレッチ手順

　本章では15種類の座位ストレッチを取り上げる。うち2種類は下肢のためのストレッチ、9種類は上肢のためのストレッチ、4種類は体幹のためのストレッチである。これらのストレッチは第5，6，7章から選択したものである。どの順序で実践しても問題ない。例えば、最初に体幹のストレッチから始め、上肢、その後下肢へと移行してもよい。患者を椅子または治療台の端へ座らせて実施することができる。患者が背もたれによる支えを要するか否かを確かめてみる。

下　肢

足部と足関節のストレッチ

　足部と足関節のストレッチは患者を背臥位または座位にして行う。背臥位の場合、治療のために患者の足を好みの高さに設定できるという利点がある。座位の場合、療法士の自由度は小さいが、患者の足をスツールや椅子、あるいは療法士の膝の上に休ませてストレッチを行うことができる。座位では、ふくらはぎのストレッチを適用することもできる。ここに示すストレッチの他、ストレッチ5.5および5.6（57ページ）も参照し、患者を座位にしてこれらを行う方法について検討されたい。

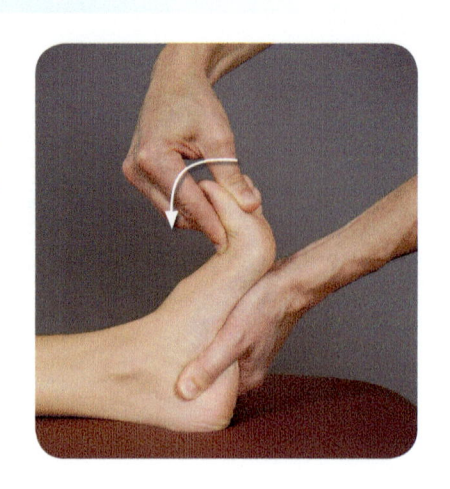

膝と大腿部のストレッチ

　患者が座位の時にはハムストリングスと大腿四頭筋のストレッチも可能である。言うまでもなく、これらの筋の緊張によって膝関節可動域に制限を有する患者や、腹臥位または背臥位のいずれかで快適に休息することができない患者を治療するときのみ適用する。柔軟性のある患者の場合は座位のストレッチは適切ではない。座位では膝を完全に屈曲することができないからである。膝の後部関節包が緊張している患者には、ハムストリングスの座位ストレッチが有用である。患者の快適性と背もたれが必要であるか否かを検討する。

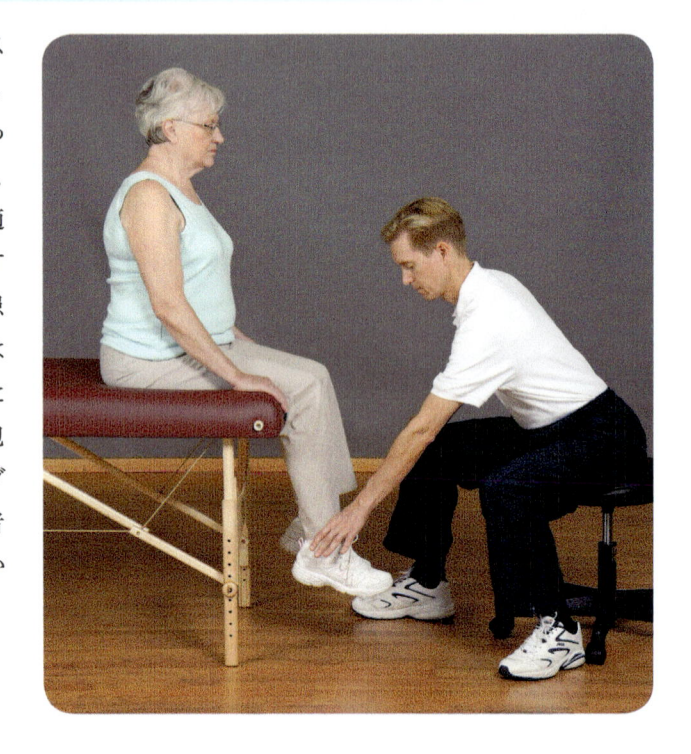

上 肢

優しい肩の牽引

　このストレッチを患者を座位にして行う場合と背臥位にして行う場合とでどのような感覚が得られるかを比較する。前項では、頸部側屈と組み合わせた優しい肩の牽引を実践した。座位ではどのような感覚が得られるだろうか。

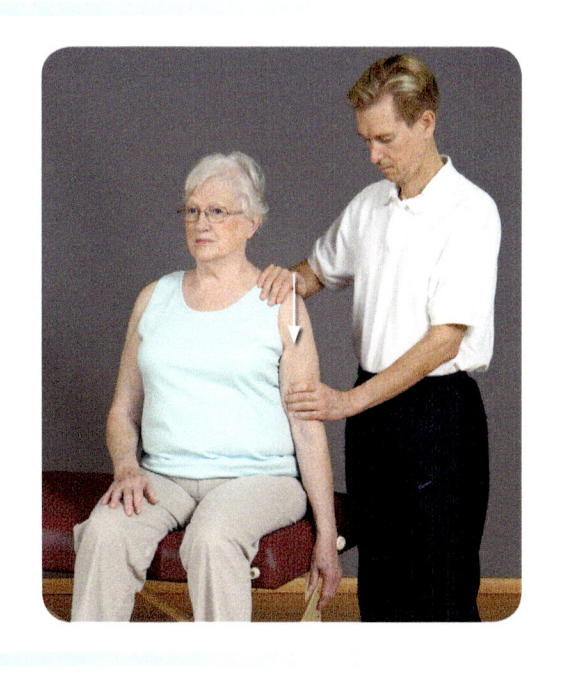

肩の内旋筋のストレッチ

　図のように患者の腕を保持して、上腕骨を外旋させることで内旋筋がストレッチされる。これを、患者を背臥位にして同じストレッチを行った場合と比較する。背臥位では腕が外転されるのに対し、座位では腕が内転されるので、ストレッチが異なることがお分かりいただけるだろうか。

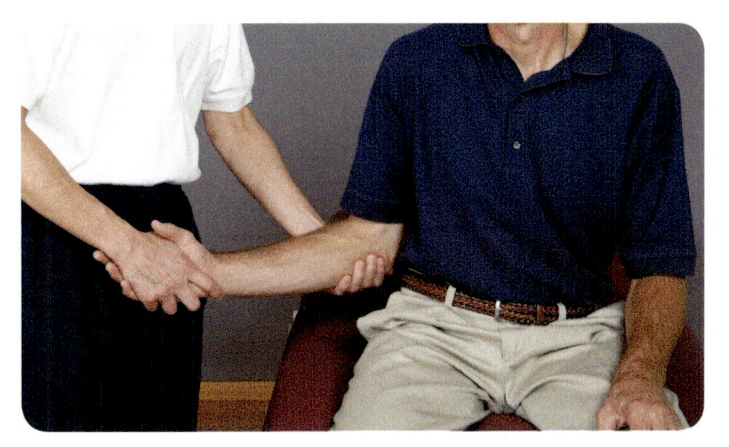

優しい肘のストレッチ

　図のように前腕と肘を保持することは、回内および回外の筋をストレッチするよい方法である。肘関節の屈曲と伸展は座位でも容易に実施できる。

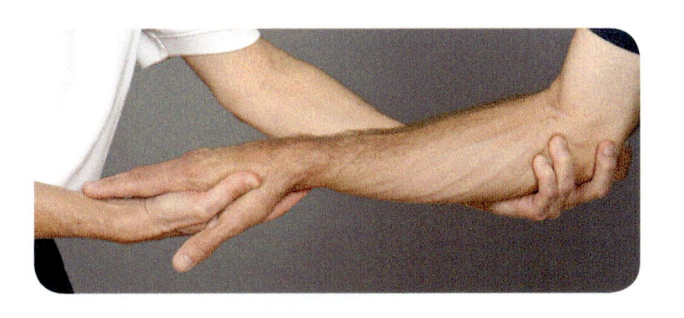

上 肢

優しい手関節屈曲

患者を座位にした場合と背臥位にした場合とで、伸筋、屈筋および尺側・橈側筋の他動的ストレッチがどのように感じられるかを比較する。

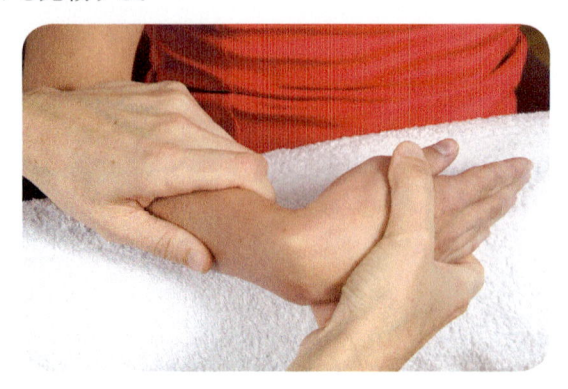

優しい手関節伸展

指も伸展させることで、患者はさらに大きなストレッチが得られる。

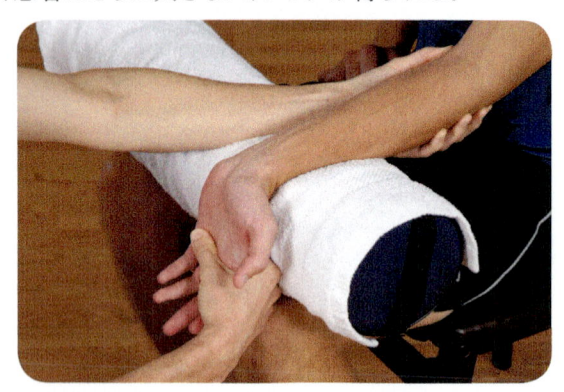

尺側（橈側）偏位

屈曲および伸展と比較して、これらの運動の範囲における手関節の運動は小さいため、このストレッチは慎重に行う。

上肢

優しい手関節の牽引

手関節を優しく牽引するとき、患者と療法士にとってどのような手の持ち方が最適だろうか。

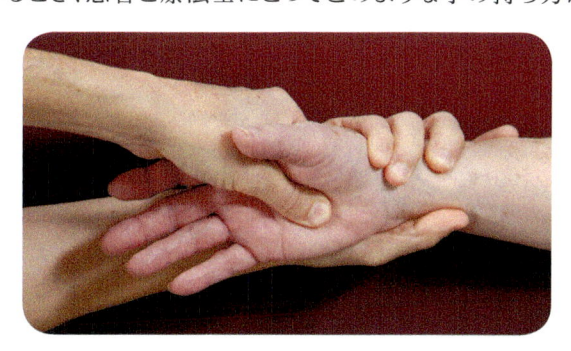

指屈筋のストレッチ

手関節と指だけでなく肘関節も伸展することで、指屈筋のストレッチの感覚は増す。

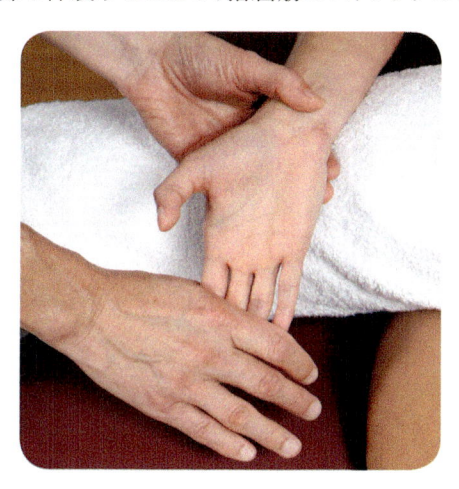

手掌のストレッチ

手の中手骨頭を広げながら、最適な手の持ち方を確かめる。

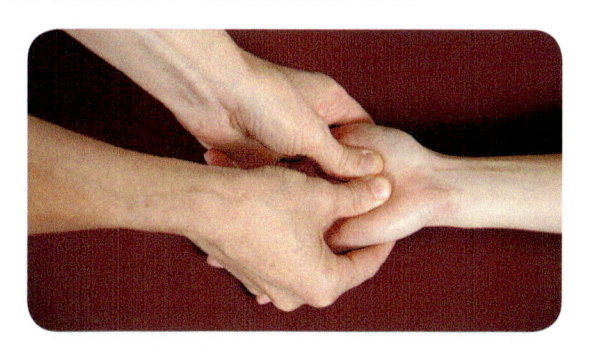

体 幹

優しい頸部ストレッチ

このストレッチは注意して行い、患者からフィードバックを得ながら施術すること。

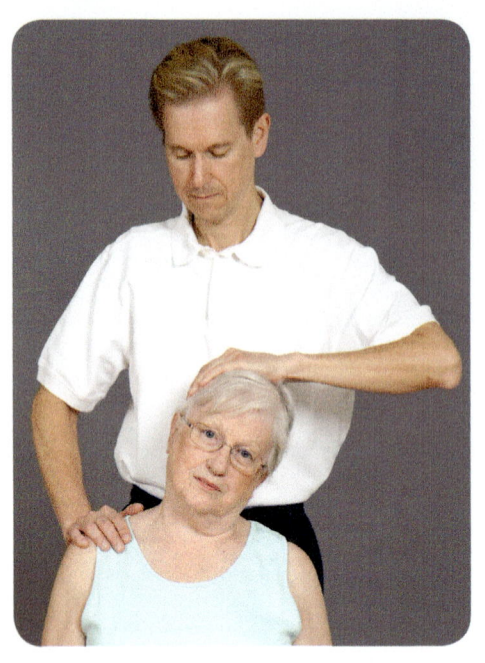

僧帽筋へのSTR

僧帽筋の上部線維または肩甲挙筋への軟部組織リリースは、患者を座位にして行うと行いやすい。このストレッチの方法に関する手引きについては第4章を参照されたい。

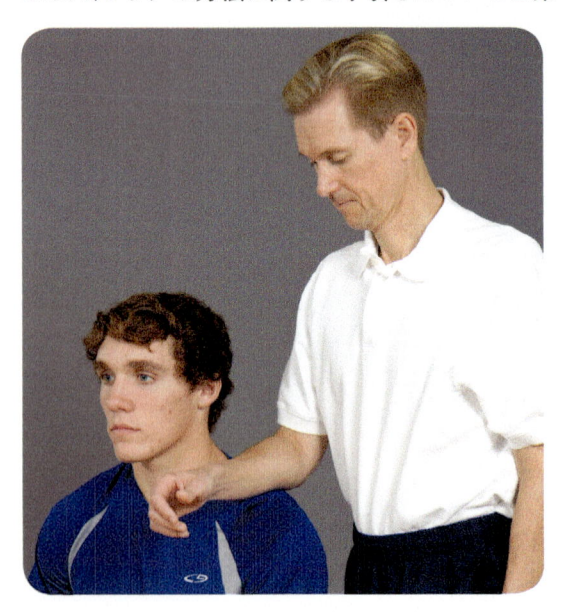

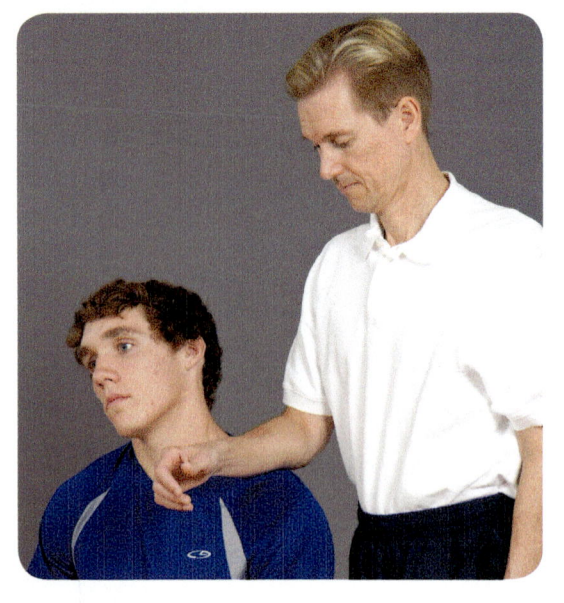

体 幹

肩甲挙筋へのSTR

　肘で局所的に圧迫をかけるが、より強く力を加えるわけではない。これらの他動的ストレッチはいずれも痛みを及ぼさないよう行わなければならない。

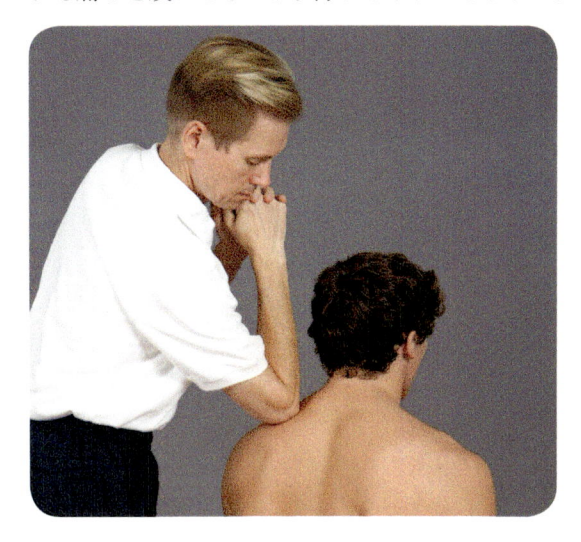

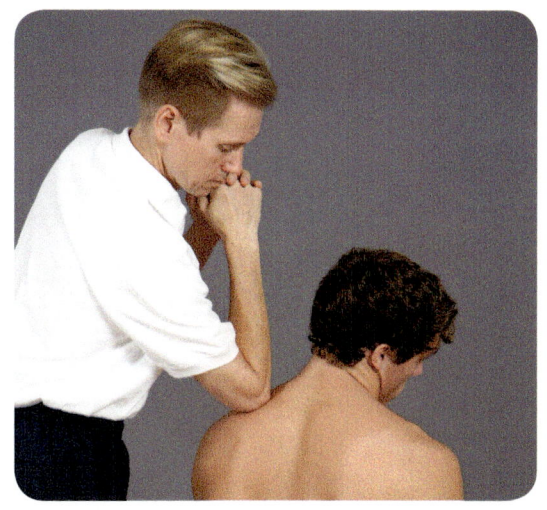

座位での胸筋ストレッチ

　患者の肩を優しく引き上げるとき、患者の脊椎が進展しないよう、患者の背中に枕や長枕を（縦に）置くとよい。この肢位では患者に過度のストレッチを及ぼしがちであるため、フィードバックを得ながら行うこと。また、このように背中合わせで立つ必要はない。患者の腕を優しく伸展させる前に向きを変えて患者の背中に顔を向けるとよい。

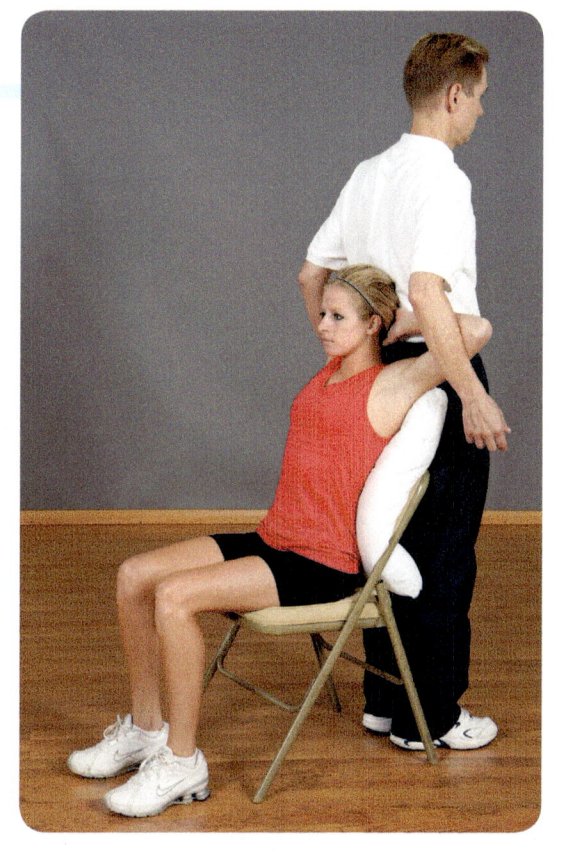

自己への質問

　第5、6、7章で紹介したストレッチの一部を実践する機会を得たところで、以下の質問を振り返ってみるとよい。

- 腹臥位、背臥位、座位の3つの治療肢位のうち、あなたが他動的ストレッチを適用しやすいと思うのはどれだろうか。
- 特に易しいと思われるストレッチはあったか。特に難しいと思われるストレッチはあったか。もしあった場合は、どのような点で難しかったか。ストレッチを効果的に適用しやすくするために、あなたの姿勢や持ち方、患者やストレッチ自体の肢位を修正することはできたか。
- 他動的ストレッチを適用できるために患者をリラックスさせることは容易であったか。
- 他動的ストレッチを行う他の療法士にアドバイスを送る場合に、最も重要と思われる3点を挙げよ。

問題の解答

第1章 (17ページ)

1. 治療のためのストレッチは、身体的または心理的な健康の改善を促進することを意図して実施されるあらゆるストレッチである。
2. 他の治療的介入として次のものが挙げられる：
   氷の使用（寒冷療法）
   固定
   認知行動療法（CBT）
   徒手リンパドレナージ
   バランス・トレーニング
   安静
   エクササイズ
   マッサージ
3. 捻挫は靭帯の損傷であり、挫傷は筋またはその腱の損傷である。どちらも重症度によって等級化され、グレードIは線維の断裂が軽度で、グレードIIIは重度（完全な断裂）、グレードIIはグレードIよりは組織の損傷が重度だがグレードIIIよりは軽度である。いずれも痛みや腫れを伴い、痛みは組織が完全に治癒する前に治まる。筋肉の方が血管が多く流れているため、挫傷の方が治癒が早い傾向にある。
4. 人がストレッチを行うのは、
   - 正常な筋機能の維持を助けるため。
   - 筋緊張による疼痛の緩和を促すため。
   - 筋の痙攣を止めるため。
   - 関節可動域を維持または改善するため。
   - 筋の治癒を促すため。
   - 姿勢のアンバランスの矯正を助けるため。
   - 瘢痕組織の形成を最小化させるため。
   - リラクゼーションを促す、モチベーションを維持または向上させる、あるいは幸福感を刺激するなどの精神的な要因に作用するため。
5. この問いには正解も誤りもない。全般的なストレッチの指針に挙げたすべてのポイントが重要である。

第2章 (31ページ)

1. SMARTは、specific（特定的）、measurable（測定可能）、achievable（達成可能）、realistic（現実的）、timely（適時）の略である。
2. 紹介した4種類のストレッチは、自動的ストレッチ、他動的ストレッチ、筋エネルギー・テクニックおよび軟部組織リリースである。
3. 高齢者はバランス不良や筋力低下の問題を抱えている場合が多く、立位で実施するストレッチは難しいかまたは転倒のリスクが高いため、高齢者を施術するときは座位や臥位でストレッチを行う方が望ましい。
4. 角度計は、関節可動域を測定するために使用される装置である。
5. ストレッチ後の患者の再評価は、ストレッチ・プランが設定した目標に適うのに効果的であるか否かを判断するために必要である。

第3章 (41ページ)

1. 自動的ストレッチは、人が療法士やトレーナーなどの補助を借りずに自ら実施するストレッチである。
2. 他動的ストレッチは、他者の補助を必要とするストレッチである。この他者（通常はフィットネスの専門家や理学療法士、スポーツ・マッサージ師）は、患者と一緒に施術し、ストレッチを促進するよう患者の肢位を作ることに責任を有する。
3. 初めて患者を施術するときは、療法士から与えられたアドバイスに従わない人は多いため、患者が積極的に実施できる1、2種類の簡単なストレッチを提供することが重要であり、ストレッチ・プログラムが患者にとって容易であるほど、患者が遵守しやすい。
4. 自動的ストレッチも他動的ストレッチも、最低30秒間保持する。
5. 患者の四肢に他動的ストレッチを適用するとき、患者が軽度の抵抗を覚える地点でストレッチする四肢を持ち、そこで保持する。これは患者がスト

レッチの感覚を報告する地点であり、痛みのない地点である。

第4章（48ページ）

1. METストレッチを始める前に筋を自動収縮するとき、25％を超えないほどの筋力を用いるよう患者に指示する。
2. パート3で説明した他動的ストレッチは、METストレッチの開始肢位としてすべて使用できる。
3. STRを適用するときは、ストレッチする筋をまずは短縮した後、筋の縦にそって様々な位置で圧迫し、療法士が伸張する前の仮の起始部を作り出すのに対し、METではストレッチする筋をストレッチ前に伸張し、どの地点でも圧迫はしない。
4. STRを用いて組織をロックするには、母指、握り拳、前腕または肘を用いる。
5. 詳細な情報が得られる書籍を以下に示す。
   『Muscle Energy Techniques』（L. Chaitow、Churchill Livingstone、2001年）
   『Facilitated Stratching』（E. McAteeとJ. Charland、Human Kinetics、1999年）
   『Soft Tissue Release』（J. Johnson、Human Kinetics、2009年）

第5章（86ページ）

1. 自動的ストレッチが亜急性損傷の治療にはもっとも安全である。
2. ふくらはぎの筋膜は踵骨を経由して足の筋膜とつながっており、ふくらはぎのストレッチによって足底筋膜の緊張が緩和されるため、足底筋膜炎の患者を治療するときにふくらはぎをストレッチすることがよい。
3. ふくらはぎとハムストリングスが対立筋群（それぞれ、前脛骨筋および大腿四頭筋）の自動収縮によって抑制されるため、ふくらはぎまたはハムストリングスの痙攣を患う患者には自動的ストレッチを推奨することが特に適切である。
4. 背臥位で内転筋の他動的ストレッチを実施するとき、上前腸骨棘の上に手を置いて患者の骨盤が傾斜しないようにすることが必要である。
5. 腹臥位で大腿四頭筋に他動的ストレッチを実施するとき、骨盤が傾斜しないように、仙骨の上を基盤にして固定する。

第6章（110ページ）

1. 腕を振り子運動のようにゆらすことは、肩の組織の牽引と関節の滑液の増加に役立ち、癒着性関節炎（凍結肩）の患者に有用である。
2. 内転筋の張りを有する患者について、外転筋の強化エクササイズをストレッチ・プログラムに組み入れる理由は、これらのエクササイズによって内転筋が抑制されることでストレッチが促されるためである。
3. 内側上顆炎と外側上顆炎については、屈筋と伸筋の両方が肘関節を交差しているため、ストレッチを実施するときに肘関節の伸展を維持することが重要であり、肘関節の伸展を維持することによってこれらの筋のストレッチが強化される（肘関節の屈曲によってストレッチは弱められる）。
4. 指の腱が手関節を交差しているため、可能性が左右されることから、手関節の損傷の回復を助けるために指をストレッチすることも重要となる。
5. 捻挫後に回復すべき手関節の4つの運動は、屈曲、伸展、橈屈、尺屈である。

第7章（134ページ）

1. 患者は、タオルを使った頸部の他動的な回旋を受けるとき、よりリラックスするため、頭の下に治療台の感触を得る方がよい。
2. 頭部と頸部の後退を正しく行うため、患者に対して、棚の上にあごをのせてその棚の上であごを前後へ引くことをイメージするよう促す（天井を見上げて行うと、頸部の後退ではなく伸展になる）。
3. 肩甲骨の内転は、胸筋の弛緩を促すために日常的に実践できる簡単なエクササイズである。
4. 腰の筋挫傷の患者を治療するとき、患者が体重を支えられるようになるまでは、背臥位で実施できるヒップヒッチングの運動を行う。
5. 患者は立位ではなく座位で体幹の自動的な回旋を実施する方がよい。立位だと、患者は腰ではなく足部、足関節および股関節から回旋しがちであるため、適切な腰のストレッチがえられないからである。

著者・監修者紹介

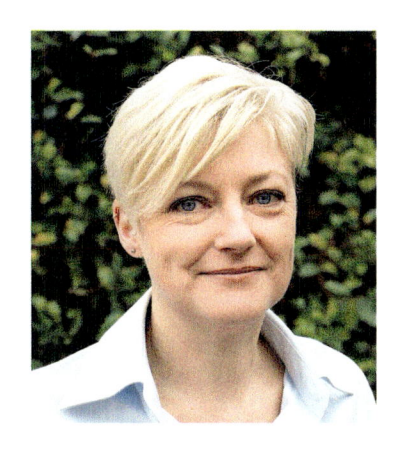

著者：
ジェーン・ジョンソン(Jane Johnson)

理学修士。ロンドン・マッサージ・カンパニーの共同ディレクター兼契約理学療法士、スポーツ・マッサージ療法士。ボディワークインストラクターとしての豊富な経験を活かし、「Federation of Holistic Therapists (FHT)」の継続的なプロ教育ワークショップを定期的に開催。あらゆる領域の多数の療法士と交流を持ち自身の施術を広める。英国で毎年開催される「Complementary and Massage Expo (CAM)」のレギュラープレゼンターでもある。Chartered Society of Physiotherapists正会員、Institute of Anatomical Sciences 会員、Health Professions Councilにも登録。空いた時間には、犬を連れた長距離の散歩やウィン・チュン・カンフーの練習、博物館巡りなどを楽しむ。ロンドン在住。

監修：
佐藤 成登志（さとう なりとし）

新潟医療福祉大学リハビリテーション学部理学療法学科・大学院医療福祉学研究科教授。新潟大学大学院自然科学研究科博士後期課程修了・博士（工学）。共著に『理学療法士のための6ステップ式 臨床動作分析マニュアル 第2版』、『障害別・ケースで学ぶ理学療法臨床思考』（いずれも文光堂）、『臨床理学療法マニュアル 改訂第2版』（南江堂）、監修書に『エビデンスに基づいた徒手療法』『実践ストレッチ』（いずれもガイアブックス）など。

著者：
ジェーン・ジョンソン（Jane Johnson）

監修：
佐藤 成登志（さとう なりとし）

翻訳者：
藤田 真樹子（ふじた まきこ）
大阪大学人間科学部人間科学科卒業。訳書に『改訂新版 筋骨格系の触診マニュアル』『ヨガとがん』『ネッターのスポーツ医学全書Ⅰ』（いずれもガイアブックス）のほか、ソフトウェア関連書籍や経済書の翻訳を手がける。

THERAPEUTIC STRETCHING
治療効果をあげるための自動的・他動的ストレッチ

発　　　　行　2014年5月15日
第　 2　 刷　2021年4月1日
発　行　者　吉田　初音
発　行　所　株式会社 ガイアブックス
　　　　　　〒107-0052 東京都港区赤坂1-1 細川ビル2F
　　　　　　TEL.03（3585）2214　FAX.03（3585）1090
　　　　　　http://www.gaiajapan.co.jp

Copyright GAIABOOKS INC. JAPAN2021
ISBN978-4-88282-916-4 C3047

落丁本・乱丁本はお取り替えいたします。
本書は細部まで著作権が保護されています。著作権法の定める範囲を超えた本書の利用は、出版社の同意がない限り、禁止されており違法です。特に、複写、翻訳、マイクロフィルム化、電子機器によるデータの取込み・加工などが該当します。
Printed and bounded in Japan